FACULTÉ DE MÉDECINE DE PARIS. N° 18.

THÈSE

POUR

LE DOCTORAT EN MÉDECINE,

Présentée et soutenue le 11 février 1847,

Par CLAUDE-NICOLAS-SÉRAPHIN MARCEL,

né à Neufchâteau (Vosges),

Interne des hôpitaux et hospices civils de Paris (Médaille de bronze),

Membre de la Société médicale d'Observation.

DE LA FOLIE

CAUSÉE

PAR L'ABUS DES BOISSONS ALCOOLIQUES.

Le Candidat répondra aux questions qui lui seront faites sur les diverses parties de l'enseignement médical.

PARIS.

RIGNOUX, IMPRIMEUR DE LA FACULTÉ DE MÉDECINE,

rue Monsieur-le-Prince, 29 *bis*.

1847

1847. — *Marcel.*

FACULTÉ DE MÉDECINE DE PARIS.

Professeurs.

M. ORFILA, DOYEN.	MM.
Anatomie	DENONVILLIERS.
Physiologie	BÉRARD.
Chimie médicale	ORFILA.
Physique médicale	GAVARRET.
Histoire naturelle médicale	RICHARD
Pharmacie et chimie organique	DUMAS.
Hygiène	ROYER-COLLARD.
Pathologie chirurgicale	MARJOLIN. GERDY aîné.
Pathologie médicale	DUMÉRIL. PIORRY.
Anatomie pathologique	CRUVEILHIER.
Pathologie et thérapeutique générales	ANDRAL.
Opérations et appareils	BLANDIN.
Thérapeutique et matière médicale	TROUSSEAU.
Médecine légale	ADELON.
Accouchements, maladies des femmes en couches et des enfants nouveau-nés	MOREAU.
Clinique médicale	FOUQUIER. CHOMEL. BOUILLAUD. ROSTAN.
Clinique chirurgicale	ROUX, Président. J. CLOQUET, Examinateur. VELPEAU. ....
Clinique d'accouchements	DUBOIS.

Agrégés en exercice.

MM. BARTH.	MM. GRISOLLE.
BEAU.	MAISSIAT.
BÉCLARD.	MARCHAL.
BEHIER.	MARTINS, Examinateur.
BURGUIÈRES.	MIALHE.
CAZEAUX.	MONNERET.
DUMÉRIL fils.	NÉLATON.
FAVRE.	NONAT.
L. FLEURY.	SESTIER.
J.-V. GERDY.	A. TARDIEU.
GIRALDÈS.	VOILLEMIER.
GOSSELIN, Examinateur.	

Par délibération du 9 décembre 1798, l'École a arrêté que les opinions émises dans les dissertations qui lui seront présentées doivent être considérées comme propres à leurs auteurs, et qu'elle n'entend leur donner aucune approbation ni improbation.

A LA MÉMOIRE

DE MON PÈRE.

A MA MÈRE ET A MA SOEUR.

Affection et dévouement sans bornes.

C.-N.-S. MARCEL.

A MON ONCLE

M. LE DOCTEUR JACOB.

Reconnaissance, attachement.

C.-N.-S. MARCEL.

A M. F. LEURET,

Médecin en Chef d'une Section d'Aliénés à l'hospice de Bicêtre,
Chevalier de la Légion d'honneur, etc.

J'ai trouvé en vous les leçons d'un maître et la bienveillance d'un ami : je suis heureux de vous en témoigner publiquement ma reconnaissance.

C.-N.-S. MARCEL.

Je remercie MM. Roux, Nélaton, Devergie, Clément, Hervez de Chégoin et Valleix, de la bienveillance qu'ils m'ont témoignée pendant mon séjour dans les hôpitaux.

C.-N.-S. MARCEL.

DE LA FOLIE

CAUSÉE

PAR L'ABUS DES BOISSONS ALCOOLIQUES.

> Ce que je trouve de coupable dans ce falsificateur qui vend l'ivresse, ce n'est pas seulement d'empoisonner le peuple, c'est de l'avilir.
>
> (MICHELET, *le Peuple*, chap. 5.)

Les formes de la folie sont nombreuses et variées; elles deviennent plus distinctes, plus tranchées, à mesure qu'on isole mieux les différents désordres qui ont leur siége dans l'intelligence et les passions. Il existe sans doute un rapport entre ces diverses formes et les causes qui leur donnent naissance; mais ce rapport n'est pas connu, nous n'avons même qu'un petit nombre de renseignements positifs sur l'étiologie de la folie en général. Parmi ces formes, il en est une qui me paraît mériter d'être décrite à part; confondue par les auteurs avec d'autres espèces qui ne s'en rapprochent que par une communauté d'origine, elle doit être distinguée avec soin, parce qu'elle se compose d'un groupe de symptômes bien tranchés, et que la cause qui la fait naître est elle-même toute spéciale. Je veux parler de la folie occasionnée par l'abus des boissons alcooliques. Ainsi, un ensemble de phénomènes pathologiques se rattachant à une cause bien connue et identique; voilà des conditions qui justifient, ce me semble, une description particulière dans l'ordre nosologique.

Depuis longtemps, les auteurs ont été frappés de l'action des boissons alcooliques sur l'homme, et spécialement des troubles qu'elles déterminent dans le système nerveux. Je pourrais citer une longue liste de noms et de faits qui témoignent combien l'attention des médecins a été attirée sur ce point; mais pour le but que je me propose, je me contenterai de renvoyer au travail de M. Roesh (*De l'Abus des boissons spiritueuses*, etc., in *Ann. d'hyg.*, t. 20; 1838), qui a traité cette question avec de nombreux développements. Je mentionnerai également la thèse de M. le professeur Royer-Collard (thèse de concours pour la chaire d'hygiène; Paris, 1838), qui résume très-bien l'état de la science à cet égard. Quand on examine avec soin tous ces travaux, tous ces faits, si nombreux et avec des titres si divers, on s'aperçoit bientôt que tous les observateurs se sont placés à un même point de vue, ou mieux, qu'ils n'ont envisagé en quelque sorte la question que par son côté le plus saillant. En effet, qu'indiquent toutes ces dénominations, telles que *ivresse, œnomanie, empoisonnement alcoolique, phrenitis potatorum, mania a potu, folie des ivrognes, delirium tremens, dipsomanie, manie ébrieuse*, etc. etc., par lesquelles les auteurs ont désigné les différents effets des boissons spiritueuses? L'action de l'alcool et ses résultats immédiats. Nulle part on ne sépare l'effet de la cause; c'est comme l'ivresse, qui suit l'ingestion de la liqueur enivrante. Aussi l'on pourrait dire que jusqu'à présent on a fait une histoire de toutes les formes de l'ivresse, mais non de tous les effets du principe alcoolique sur le système nerveux. C'est ce que j'espère démontrer par les considérations suivantes, ainsi que les faits sur lesquels ce travail est basé.

Pour bien comprendre tous les effets du principe alcoolique, il ne faut pas borner son attention aux accidents immédiats qu'il développe; ce n'est pas assez de s'arrêter au moment où la cessation des troubles semble marquer que l'élément toxique a épuisé toute son action. Et cependant, ce n'est guère que cet ordre de phénomènes que les auteurs ont eu en vue dans leurs descriptions; soit qu'ils décrivent le *delirium tremens* ou la folie ébrieuse, les sujets de leurs observations sont toujours des hommes placés encore sous l'influence actuelle du liquide alcoolique: les uns sont encore ivres, les autres ne le paraissent pas, parce qu'ils sont en proie à des accidents qui masquent les premiers phénomènes, tels que l'agitation, la fureur, etc. etc. Dans tous ces cas, en un mot, l'effet est enchaîné à l'action de la cause; quand celle-ci est épuisée, le trouble ne tarde pas à disparaître, et tout rentre dans l'ordre. Tous ces divers états, dont l'ivresse pourrait être regardée comme le type générique, forment dans l'histoire des troubles occasionnés par les boissons spiritueuses un groupe bien distinct que j'appellerai *accidents primitifs, immédiats,* des boissons alcooliques. Ce n'est là, pour ainsi dire, que l'histoire vulgaire des ivrognes. Mais quand on pousse l'observation au delà de ce premier ordre de symptômes, alors même que l'alcool paraît avoir épuisé son influence avec ses premiers troubles, on trouve, à une certaine époque plus ou moins éloignée du début de l'empoisonnement alcoolique, un groupe de phénomènes bien distinct, et qui constitue ce que je nommerai *accidents secondaires, éloignés,* des boissons alcooliques. Ces accidents, bien différents des premiers, n'ont de commun avec eux qu'une identité d'origine, l'abus des liqueurs spiritueuses; ils s'en éloignent par un ensemble de caractères qui établit entre eux une ligne de démarcation bien tranchée: on dirait une phase nouvelle de l'empoisonnement alcoolique. C'est l'étude des accidents secondaires, envisagés dans leur influence sur l'intelligence et les passions, qui va faire l'objet de cette thèse.

Les faits qui servent de base à ce travail ont tous été observés sur des hommes; je les ai recueillis moi-même pendant que j'étais interne à Bicêtre dans la division d'aliénés dont M. Leuret est médecin en chef. Avant d'en commencer l'histoire, je crois devoir bien préciser les conditions dans lesquelles étaient placés les malades soumis à mon observation. Ce point est essentiel: il est en quelque sorte le fondement de mon travail; l'indiquer d'une manière claire et positive est d'ailleurs une chose nécessaire pour ceux qui voudront le contrôler ou en continuer l'étude. Par l'oubli de cette précaution, combien de maladies décrites dans la science, dont une observation ultérieure trouve le tableau infidèle ? Et cependant, l'affection est la même ; si l'on n'en retrouve pas tous les traits, c'est que pour l'observer on s'est placé, sans le savoir, à un point de vue différent de celui qui en a donné la première description.

Tous les individus dont je fais l'histoire s'adonnaient outre mesure à l'usage des liqueurs spiritueuses ; ils étaient, si l'on veut, tous des ivrognes, mais aucun n'était ivre, aucun n'était sous l'influence actuelle du principe alcoolique. Chez eux, il y avait un ordre de symptômes qui avait bien la même origine que l'ivresse et ses diverses formes ; mais, soit que cette dernière eût existé ou non auparavant, ils en étaient aussi distincts qu'indépendants. Il faudra donc se rappeler, dans l'appréciation des faits, que tous ceux dont je m'occupe et que je rattache aux accidents secondaires des boissons alcooliques, diffèrent de l'ivresse et des accidents primitifs, et par leur mode d'apparition et par leurs caractères. C'est l'influence de l'alcool étudiée à une période éloignée de son action primitive, immédiate. En voici un exemple : un homme s'adonne avec excès à la boisson ; depuis un certain temps même, il boit moins, mais il devient fou. Comme on le voit, point d'ivresse, point d'intoxication aiguë qui amène directement la folie. Mais l'abus de l'alcool a modifié sa constitution ; c'est cette action profonde, éloignée, mais persistante, qui fait naître la folie.

SYMPTOMES.

Dans la description des symptômes propres à la folie occasionnée par l'abus des boissons alcooliques, il faut distinguer avec soin ceux qui se rapportent à l'état physique, et ceux qui appartiennent à l'état moral de l'individu. Tous n'occupent pas une place égale dans les détails que je vais en donner ; les derniers, étant les plus remarquables et les plus frappants, seront traités avec plus d'étendue ; je les ferai suivre de l'exposé des symptômes *physiques*.

§ Ier. *Symptômes moraux.* — Ce sont ceux qui ont trait aux différents troubles qui ont leur siége dans l'intelligence et les passions des aliénés. Ils constituent presque à eux seuls la maladie elle-même; nous les exposerons donc avec le plus grand soin, en les suivant dans les différentes divisions psychologiques les plus propres à l'étude des troubles de l'entendement.

Hallucinations. — Depuis longtemps les auteurs qui ont mentionné les effets de l'abus des boissons alcooliques, ont signalé comme un des plus fréquents les hallucinations. L'hallucination est par elle-même un fait si frappant, si insolite, qu'elle devait nécessairement fixer d'abord l'attention. Dans la folie des ivrognes, l'hallucination est le symptôme dominant; elle n'a manqué dans aucun des cas soumis à mon observation, et je l'ai retrouvée dans tous ceux cités par les auteurs et qui se rapportent à l'affection que je décris. Bien plus, dans quelques cas, l'hallucination constituait à elle seule le désordre moral. Un symptôme si tranché et surtout si constant doit être pris en grande considération; mais il acquiert le dernier degré d'importance quand on le soumet à l'analyse, parce qu'alors on lui découvre des caractères propres et qui lui donnent une physionomie toute particulière.

Les hallucinations auxquelles sont en proie les aliénés par suite de l'abus des boissons alcooliques sont nombreuses et variées : au premier abord elles paraissent différer chez un bon nombre d'individus ; ainsi tel malade voit des hommes qui veulent l'assassiner, tel autre entend des gens qui se moquent de lui, celui-ci dit qu'il est rempli de vapeurs sulfureuses, celui-là voit des vipères, des serpents, etc. etc. Il serait impossible d'assigner une limite à cette diversité de formes que peut revêtir ce genre d'aliénation. Mais quand on cherche si l'on ne pourrait pas rattacher à quelque lien commun ces troubles en apparence si variés, on est bientôt frappé de leur trouver un caractère commun, je dirai presque identique. Ainsi en considérant toutes les hallucinations que nos malades nous ont dit avoir éprouvées, et toutes celles dont nous avons été témoin, on reconnaît que l'immense majorité, sinon la totalité, intéresse la sûreté physique et morale de l'individu. C'est toujours une atteinte plus ou moins directe, et qui éveille en lui des craintes de toutes espèces. On pourrait dire d'une manière générale que les hallucinations, chez les individus adonnés aux liqueurs alcooliques, ont pour effet constant de déterminer une impression morale pénible dont la plus légère serait d'étonnement et la plus forte une terreur profonde. Quelques détails feront mieux ressortir ce qu'il y a de vrai dans cette assertion.

Considérées par rapport aux fonctions sensoriales auxquelles elles appartiennent, les hallucinations ne sont pas également fréquentes. En première ligne il faut placer celles de la vue et de l'ouïe : elles existaient, isolées ou réunies, chez tous les individus soumis à mon observation. Quand ces deux espèces existaient séparément, c'était l'*ouïe* qui était le plus fréquemment affectée : dans les deux tiers des cas environ. Il n'en était pas de même de la *vue*, qui sur 20 cas ne se montra qu'une seule fois le siége de l'aberration sensoriale, et encore dans ce cas l'hallucination de la vue s'accompagnait-elle de celles de l'*odorat* et du *toucher*. Comme le fait remarquer M. Leuret (*Fragments sur la folie*), les hallucinations de la vue et de l'ouïe se montrent bien plus souvent réunies qu'isolées : cette observation, vraie pour la folie en général, l'est également pour la forme que nous décrivons : un peu plus de la moitié des malades étaient dans ce cas. L'hallucination du *toucher* ne se montra que trois fois ; une fois j'ai constaté celle du *goût*, deux fois celle de l'*odorat*. En présentant ces renseignements, je n'ai pas l'intention de donner le degré de fréquence des différentes espèces d'hallucinations qu'éprouvent les malades dont je fais l'histoire : les faits sont trop peu nombreux ; mais ils ne manquent pas d'une certaine importance, et puis on n'est pas toujours renseigné complétement sur tous les troubles auxquels les malades ont été livrés.

Un genre d'hallucination trop fréquent pour ne pas être signalé est de se voir *poursuivi*. La moitié au moins est en proie à ce genre d'aberration. Tantôt c'est par des hommes armés de couteaux que le malheureux aliéné se voit *poursuivi*; il entend des cris de mort qu'on profère contre lui; tantôt il est suivi par une foule de gens qui l'insultent, qui tiennent des propos injurieux sur son honneur et sa moralité; un autre s'élance par la fenêtre pour échapper aux poursuites du diable qui veut s'emparer de lui, etc. etc. Ainsi, comme on peut le voir, tout est pour le malheureux malade motif de crainte. Ce n'est pas assez d'être poursuivi, ceux qui le poursuivent en veulent à ses jours; s'ils se moquent de lui, leur raillerie est si blessante pour son honneur qu'elle le porte à un acte de désespoir. J'en citerai plus loin un exemple remarquable (obs. Lucas). Quand on conspire contre lui, c'est pour le voler, l'assassiner, le rouer de coups, le brûler, le rôtir. La menace et l'injure l'assiégent de tous côtés; sa peur devient extrême, et dans cette disposition d'esprit, des hallucinations qui par elles-mêmes n'ont rien de bien effrayant, deviennent des causes de surprise et de terreur.

Je pourrais multiplier ces citations, mais sans rien ajouter à celles que je viens de faire : les hallucinations des autres malades étaient toutes empreintes de ce caractère. Il est à remarquer que lorsque chez un malade les hallucinations sont peu nombreuses ou qu'il n'y en a qu'une, en général l'aberration est de sa nature triste, dépressive; lorsqu'il y en a plusieurs, et que parmi elles il en est qui n'ont qu'à un moindre degré ce caractère effrayant, il y en a d'autres qui le présentent dans toute sa force, et dont l'effet domine.

D'après ce qui précède, on ne saurait douter un instant de la ressemblance frappante qu'ont entre elles les hallucinations des individus devenus fous par l'abus des alcooliques. Ce caractère si tranché, en même temps si constant, observé dans un ordre de phénomènes où il est ordinairement impossible d'établir des groupes, devient un des traits les plus frappants de la maladie que je décris. Ajouterai-je, pour en augmenter la valeur, que jamais, chez les individus soumis à mon observation, ni dans ceux dont les auteurs ont laissé l'histoire, je n'ai rencontré une hallucination de nature gaie? Cette remarque retrouvera son application quand je parlerai des effets immédiats de l'alcool à l'occasion du diagnostic.

Dans la description des troubles de la sensibilité, je n'ai pu suivre la division judicieuse et si vraie, établie par Esquirol, en hallucinations et illusions : cette distinction, nécessaire pour l'explication d'un certain nombre de faits psychologiques, ne m'était d'aucune utilité. Aussi ai-je confondu les deux espèces de phénomènes ; j'y ai été conduit et par leur identité parfaite au point de vue de leur nature, et par l'impossibilité, dans un grand nombre de cas, de les distinguer en l'absence de renseignements exacts ou complets.

Il est encore quelques particularités propres aux hallucinations des individus adonnés aux boissons alcooliques ; mais comme elles ont de nombreux points de contact avec une autre espèce de trouble des facultés intellectuelles, les conceptions délirantes, j'en parlerai après avoir signalé ce qui est propre à cette dernière lésion.

Conceptions délirantes. — Chez les aliénés dont je fais l'histoire, les conceptions délirantes sont de deux sortes : les unes proviennent des hallucinations auxquelles les malades ont été ou sont encore en proie ; les autres en paraissent tout à fait indépendantes. De ces deux espèces, les premières sont incomparablement les plus nombreuses ; elles se placent naturellement après les hallucinations dont elles découlent : aussi je vais immédiatement présenter ce que l'étude des faits m'a appris à cet égard.

a. *Conceptions délirantes par suite d'hallucinations actuelles ou antérieures.* — D'après ce que j'ai dit plus haut des hallucinations, de leur nature et de leurs caractères, il est permis de penser que les idées qu'elles enfantent porteront l'empreinte de leur origine. Ces hallucinations, comme je l'ai fait remarquer, ont pour effet de jeter l'esprit dans une anxiété profonde, d'exercer sur lui une action dépressive : telles sont les conditions dans lesquelles se trouvent placés les individus dont nous examinons maintenant les troubles de la pensée. Aussi, disons-le tout d'abord, les conceptions délirantes ne sont ici en quelque sorte qu'un reflet des hallucinations ; le délire de la sensation a passé dans la pensée avec tous ses caractères, avec toute son intensité. Dans quelques cas, ces deux phénomènes s'enchaînent tellement l'un à l'autre, se tiennent d'une manière si intime, que le second semble n'être qu'une déduction logique et comme nécessaire du premier. Ainsi, un de nos malades se voit poursuivi par la foule qui l'appelle assassin ; la mort, c'est la peine dont la loi punit le crime : à l'hôpital, comme mesure de propreté, on lui coupe les cheveux, ce sont les apprêts du dernier supplice auquel il a été condamné. Un autre s'entend appeler voleur, il craint d'être arrêté et mis en prison. Dans d'autres cas, le rapport qui existe entre l'idée délirante et l'hallucination qui l'a fait naître est moins intime, moins immédiat, mais il n'est pas moins évident. Un malade entend ses voisins s'entretenir de lui ; ils l'appellent coquin, cochon : alors on en veut à ses jours, on a assassiné sa femme et ses enfants ; il crie : A l'assassin ! Ici c'est plutôt le caractère sombre qui passe de l'hallucination dans la conception ; c'est là d'ailleurs le rapport essentiel que je veux signaler entre ces deux phénomènes du délire.

b. *Conceptions délirantes indépendantes des hallucinations.* — Elles sont rares comparativement aux précédentes ; on les trouve à peine dans le quart des cas. Comme celles-là, elles ont presque toujours pour effet de placer l'individu sous l'empire d'une action dépressive. Un malade se croit pourri ; un autre est persuadé qu'il n'est plus homme, il est une femme, il est un chien ; il a des ennemis ; on l'accuse d'avoir volé, d'avoir exercé des violences sur ses proches, d'avoir dit que le roi était un méchant homme, etc. etc. ; en un mot, la crainte, la honte, le chagrin, éclatent dans presque toutes ces idées.

S'il se rencontre quelque idée délirante et qui ne porte pas l'empreinte du caractère général, c'est à la catégorie des conceptions indépendantes des hallucinations qu'il faut la rapporter. Cette espèce de délire est d'ailleurs très-rare ; dans les cas où elle existait, elle se trouvait jointe à des conceptions de nature triste et dépressive. Ainsi, un malade allait dire faussement à une voisine que sa mère la demandait ; mais en même temps il était poursuivi et s'entendait appeler voleur. Dans une observation remarquable publiée par M. Leuret (*Traitement moral*, p. 187), quelques idées ambitieuses s'étaient jointes aux autres conceptions délirantes.

Ce que j'ai dit du caractère des hallucinations et de la ressemblance qu'elles ont entre elles, je pourrais le répéter pour les conceptions délirantes. Qui n'a pas été frappé, en effet, de cette teinte d'étonnement et d'effroi que revêt le trouble de la pensée, dans les exemples que j'ai cités plus haut? Chez ces malades, le délire des idées est sinistre comme celui des sensations ; souvent il n'en est pour ainsi dire qu'une expression plus élevée. Pas plus que dans l'histoire des hallucinations, je n'ai rencontré de conception délirante vraiment gaie.

Ces détails indiquent suffisamment, je pense, l'importance de ces formes de délire et leurs rapports entre eux : on peut donc se faire une idée de l'état dans lequel se trouve l'esprit du malade en proie à ces désordres. Comme on le voit aussi, l'hallucination tient sous sa dépendance la conception délirante ; celle-ci peut manquer ; mais, dans aucun cas, je n'ai constaté l'absence du délire de la sensation, qui, je l'ai déjà dit, même chez certains sujets, semblait exister seul.

Idées obscènes. — Parmi les troubles qui siégent dans les idées et les sensations, il en est qui me paraissent devoir être signalés d'une manière toute spéciale, en raison de leur nature et de leur fréquence. Ces troubles consistent dans une atteinte profonde aux lois de la pudeur et de la morale ; les individus qui en étaient l'objet s'entendaient injurier de la manière la plus obscène, accuser d'actes révoltants ; quelques-uns voyaient des images indécentes. Sur 20 cas, sept fois j'ai constaté ces étranges aberrations, proportion vraiment remarquable et qui mérite de fixer l'attention ; six fois elles se rapportaient à des hallucinations ; une fois seulement elles en paraissaient tout à fait indépendantes.

Ici nous trouvons encore au plus haut degré l'influence dominante de l'hallucination, ce qui donne encore une importance plus grande au rôle qu'elle occupe dans l'étude de la maladie que je décris. Mais la nature de ces symptômes, si différents en apparence de ceux que nous venons de passer en revue, doit-elle, en raison de cette particularité, les faire regarder comme n'ayant qu'un rapport très-éloigné ou même nul avec la maladie elle-même ? Faut-il les envisager comme purement accidentels, comme complication ? Cette dernière supposition me paraît devoir être écartée ; la fréquence du phénomène se montre dans une proportion trop grande pour ne pas se rattacher à la cause qui produit les autres symptômes. D'ailleurs, on ne tarde pas à reconnaître l'exactitude de cette opinion, quand on examine avec quelque attention les conditions dans lesquelles les faits se sont passés. Les hallucinations obscènes auxquelles les malades étaient en proie peuvent être rangées parmi celles que nous avons regardées comme caractéristiques de la maladie en question. Elles ne sont au fond, comme ces dernières, qu'une expression particulière d'un même état de l'esprit. Les malades s'entendaient accuser de pratiques honteuses, voyaient des images obscènes, comme ils s'entendaient accuser d'assassinat, ou voyaient des objets effrayants. Je l'ai fait voir plus haut, les hallucinations sont toutes des atteintes portées à l'honneur, à la sûreté, à la moralité de l'individu; celles-ci sont de la même nature et n'ont pas d'autre effet. Les malades qui en étaient affectés étaient remarquables, en général, par le nombre et le caractère effrayant de leurs hallucinations ; chez eux, en raison sans doute de la violence du trouble mental, il y eut un mode, une variété d'aberration de plus. Ainsi, les hallucinations obscènes doivent être ici considérées non pour leur côté moral proprement dit, mais pour leur action dépressive sur l'esprit des malades ; et c'est à ce titre que nous les rangeons dans la catégorie des hallucinations caractéristiques de la folie par l'abus des boissons alcooliques.

On pourrait se demander si ce caractère obscène, impudique, du trouble intellectuel n'a pas sa source dans les habitudes vicieuses, l'immoralité des individus, les boissons alcooliques n'ayant été que l'occasion de refléter dans le délire des mœurs honteuses. Cette question, pour être résolue, supposerait, comme démontrée, une autre question qui me semble loin de l'être, savoir, que le délire dans les sensations ou les idées n'est qu'une forme nouvelle, anormale, des manières habituelles de sentir et de penser. Mais la folie ne se compose pas absolument du trouble des idées acquises, connues, habituelles. Quand on l'analyse, on y trouve des éléments nouveaux, des idées nouvelles, inconnues. Rien ne ressemble plus à ce phénomène pathologique que le rêve où si souvent nous sommes surpris de découvrir des modes de penser et de sentir qui nous étaient jusqu'alors inconnus. Si donc dans le délire des individus que nous examinons nous trouvons des idées obscènes, nous n'en conclurons pas qu'elles existaient préalablement dans la vie habituelle, normale, de ceux qui en sont l'objet.

D'ailleurs, autant qu'il est permis de le penser, d'après les renseignements que nous avons pu obtenir sur le genre de vie, la moralité des individus atteints d'hallucinations obscènes, ces gens n'étaient pas des hommes ayant des habitudes déshonnêtes. Ils avaient le vice de s'enivrer, et cette passion paraissait dominer à l'exclusion des autres. Du reste, ces imputations calomnieuses les outrageaient tellement que leur esprit ébranlé en concevait les plus vives alarmes. Ces hallucinations obscènes étaient un fait si étranger à leur mode de sensibilité morale habituel, qu'ils en étaient aussi malheureux que surpris et honteux. On peut, je pense, expliquer leur présence dans le délire en les considérant au point de vue de leur caractère dépressif. Chez ces individus, placés tous dans les classes de la société peu habituées au respect de la langue, il fallait, pour trouver un terme énergique de mépris ou d'insulte, aller le chercher en quelque sorte aux dernières limites de l'immoralité.

Quand on a examiné les troubles des sensations et des idées chez les individus en proie aux accidents secondaires du principe alcoolique, on a presque fait l'histoire des désordres qui constituent la maladie. Cependant il est un ordre de phénomène qui, par sa nature, appartient à une autre division des lésions de l'entendement, et qu'il faut rapprocher des hallucinations et des conceptions délirantes. Trop de liens, dans le cas qui nous occupe, le rattachent à ces genres de délire pour ne pas en placer l'étude immédiatement après eux ; je veux parler du suicide.

Suicide. — Cet accident s'est montré dans la moitié des cas, proportion vraiment remarquable et qui ajoute un nouveau degré d'importance à un fait déjà si grave en soi. Quelques détails me paraissent nécessaires pour faire connaître ce qu'il faut penser de sa fréquence et de sa valeur.

Les genres de mort employés par les malades furent les suivants : la submersion, l'asphyxie, le poison, l'instrument tranchant, la pendaison, l'action de se jeter par la fenêtre. Disons-le d'abord, tous n'ont pas exécuté leur funeste dessein, et aucun de ceux qui l'ont accompli n'a succombé. Ces particularités n'ôtent au fait rien de sa gravité. La volonté de se donner la mort était bien manifeste. Si les moyens tentés pour y arriver n'ont pas conduit au but proposé, c'est par des circonstances tout à fait indépendantes de la volonté de leur auteur. Une preuve convaincante que ces malades avaient l'intention bien arrêtée de se défaire de la vie, c'est que plus de la moitié d'entre eux tentèrent de se tuer à diverses reprises plus ou moins rapprochées. Ainsi l'un se pendit : le clou auquel il avait accroché la corde s'étant détaché, il se mit en devoir de le remettre, et recommençait sa tentative, quand il fut surpris par son frère qui l'en empêcha. Un autre tenta trois fois en six heures de se jeter par la fenêtre ; il fut chaque fois arrêté à temps. Un troisième s'est précipité dans la Seine ;

ensuite il a voulu se jeter par la fenêtre; puis encore plusieurs fois il a cherché à se rejeter à l'eau. Comme on le voit par ces exemples que j'emprunte aux observations que j'ai recueillies moi-même, les malades qui voulaient se défaire de la vie poursuivaient leur dessein avec une certaine opiniâtreté.

A quoi tenait cette persistance? L'étude des conditions dans lesquelles se trouvaient ces malheureux va nous renseigner à cet égard. Tous, à l'exception d'un seul, étaient en proie à des hallucinations sans cesse renaissantes: ils s'entendaient accuser de meurtres, de pratiques infâmes, de vol; c'était une obsession de tous les instants aussi outrageante qu'insupportable. L'homme poursuivi par la foule qui le siffle comme un chien, l'accable d'accusations terribles, se voit attaqué dans son honneur et sa sûreté personnelle; sa honte est publique, il n'échappera pas plus désormais au châtiment qu'au scandale; le seul moyen d'en finir c'est de se donner la mort. Alors, selon le calme ou l'agitation de son esprit, les lieux où il se trouve, les instruments que lui offre le hasard, il tente de se tuer par les divers moyens que j'ai énumérés plus haut.

Ici nous retrouvons encore le symptôme si remarquable de l'hallucination, mais avec ses conséquences les plus extrêmes. Comme on le voit, la mort volontaire n'est que l'effet des hallucinations; l'esprit dominé par un phénomène si étrange et d'un caractère si effrayant, succombe presque infailliblement. Ne faudra-t-il donc considérer, dans la forme de folie qui nous occupe, le suicide que comme un *accident* du délire des sensations? ou bien devrons-nous le regarder comme un trouble à part, tel que certaines conceptions délirantes indépendantes des hallucinations, et ayant son siége dans la volonté ou l'instinct de conservation? La première opinion me paraît vraie; elle est en rapport avec les faits dont elle donne une explication naturelle. Mais je ne pense pas qu'il faille écarter la seconde d'une manière absolue. D'après ce que nous venons de dire de l'action dépressive qu'exerce sur l'esprit l'abus des boissons alcooliques, il est permis d'admettre que cette cause peut directement donner lieu au suicide, comme elle donne lieu aux accusations chimériques, aux craintes imaginaires. Par sa nature d'ailleurs, le suicide, dans ce cas-ci, rentrerait très-bien dans la catégorie des troubles intellectuels et caractéristiques de la maladie que je décris. Le fait suivant mérite de trouver place ici

Iʳᵉ OBSERVATION.

Le 2 août 1846, il est entré à l'hôpital Saint-Louis le nommé J. Contesse, âgé de trente-quatre ans, employé comme commissionnaire dans une maison de commerce. Appelé comme interne de garde près de cet homme, je le trouvé étendu sur un brancard : il est d'une pâleur générale et d'une faiblesse considérable ; sa voix est presque éteinte. Il porte aux deux avant-bras deux plaies transversales qui viennent d'être réunies par le médecin qui a donné les premiers secours. Transporté dans les salles, je rajuste méthodiquement l'appareil qui entoure chaque avant-bras, et rassurant le malade sur la gravité de ses blessures, je lui prescris une potion cordiale, du bouillon et du vin. Le lendemain, il était tout à fait remis de son émotion : je l'interrogeai avec soin sur ce qui lui était arrivé ; le surlendemain, il me confirma dans les détails de la veille, et voici ce qui résulte des renseignements qu'il m'a donnés.

Il est d'une nombreuse famille et il ne connaît aucun de ses parents qui ait été atteint de folie ou qui ait attenté à ses jours. Jamais il n'a été dans la misère ; il n'a pas commis d'excès avec les femmes ; il n'a jamais éprouvé de chagrin. Assez laborieux, il est d'un caractère sinon triste, du moins très-peu ouvert ; il garde pour lui, dit-il, ses contrariétés. Depuis plus de quinze ans il a l'habitude de boire ; c'est surtout de 1829 à 1831 qu'il se livrait avec ardeur à cette passion : chaque jour, il buvait ordinairement cinq à six bouteilles de vin, souvent davantage. Depuis cinq ans qu'il est à Paris, il boit moins ; habituellement sa consommation est d'un litre de vin par jour et de quelques petits verres d'eau-de-vie. Jamais, dit-il, il ne s'enivre au point de perdre l'équilibre ; après une de ses anciennes prouesses, où il but treize bouteilles en deux heures, il fit une lieue à cheval; conservant son sang-froid et sa raison; ordinairement quand il boit plus que de coutume, il devient très-gai; si alors on le taquine, il devient furieux et n'est plus maître de lui.

Le 31 juillet (deux jours avant son entrée à l'hôpital), il travaille comme à l'ordinaire jusqu'à deux heures environ. Vers midi, il avait bu les trois quarts d'un litre de vin et un petit verre d'eau-de-vie, sans en ressentir le moindre effet. A deux heures, il rentre; la maîtresse de la maison lui reproche d'être en retard. Blessé de ce reproche qu'il ne mérite pas, il abandonne l'ouvrage et part. Il s'en va mécontent se reposer sur les hauteurs de Montmartre, où il s'endort et ne se réveille qu'à onze heures du soir. Il passe la nuit à se promener le long du canal Saint-Martin, sans idée fixe ni tristesse, regrettant seulement d'avoir quitté sa maison. Le lendemain, 1er août, il voit quelques amis auxquels il ne parle pas de ce qu'il a fait; le soir, il va trouver sa sœur, que sa femme avait mise au courant: on l'invite à prendre quelque chose; il refuse et ne mange pas de la soirée. Il passe encore la nuit sur les bords du canal, où il dort une partie du temps... Le dimanche matin, 2 août, il se rend rue de Savoie, pour voir un de ses amis. Sur le point d'arriver, il aperçoit sa femme avec cet ami qu'elle venait chercher pour remplacer son mari absent. Un instant après, et sans s'être fait remarquer, il les voit monter tous deux en omnibus et se diriger vers la maison. C'est alors qu'un mouvement de dépit le saisit, il conçoit l'idée d'en finir avec toutes ses contrariétés; il sera délivré de la honte de retourner à la maison après ce qu'il a fait. Il marchande, sur le quai aux Fleurs, un rasoir qu'on veut lui vendre 20 sous, il le trouve trop cher et revient dans le faubourg Saint-Martin, où il en achète un qu'il ne paye que 6 sous, et le fait repasser sous ses yeux. Muni de cet instrument, il se rend au bain; il se fait une plaie à chaque pli du bras, et se met dans la baignoire. Deux heures après environ, il perdit totalement connaissance, après s'être senti affaiblir graduellement. Son silence fit naître des soupçons: on vint ouvrir et on le trouve sans mouvement et baigné dans son sang. Au bout d'un quart d'heure, il fut tout étonné de se voir rappelé à la vie, et près de sa femme qui était accourue pour le secourir.

Ainsi, voilà un homme qui attente à ses jours; il n'a pour se porter à une action aussi grave aucun des motifs qui y poussent généralement les autres hommes; celui qu'il allègue est réellement futile; à le voir, dans ses préparatifs au suicide, différer d'une heure pour un prétexte d'intérêt ridicule, on dirait qu'il n'a pas conscience de la gravité de l'acte qu'il va consommer. Enfin, il se donne la mort: pendant plus d'une heure et demie, il voit en quelque sorte sa vie s'écouler avec son sang: il n'est qu'étonné que ce ne soit pas plus tôt fini!... Cet homme boit habituellement, il a peut-être le triste privilége de prendre beaucoup de boisson alcoolique sans s'enivrer; mais depuis plus de quinze ans, il n'a cessé d'en faire un usage immodéré. Ce rapprochement me dispense de réflexions nouvelles: je laisse aux lecteurs l'appréciation de ce fait, les renvoyant à ce que j'ai dit plus haut de l'action dépressive exercée sur l'esprit par l'abus des liqueurs alcooliques.

Cependant je ne saurais m'empêcher de citer ici un passage du mémoire de M. Roesch (loc. cit.); il renferme des détails trop importants au point de vue qui nous occupe pour pouvoir être négligés. Je le transcris textuellement.

« C'est principalement le vice de l'ivrognerie qui rend la mort volontaire si répandue de nos jours. Schlegel a dit: « L'ivrognerie est la principale cause du suicide en Angleterre, en Allemagne et en Russie; le libertinage et le jeu en France; la bigoterie en Espagne. » Deux cents suicides ont eu lieu à Londres, en 1829, par suite de l'habitude des boissons spiritueuses. Ces boissons sont moins recherchées dans la plupart des pays méridionaux que dans les contrées septentrionales; par la même raison le suicide est fort rare aujourd'hui en Italie. Aussi Schlegel rapporte-t-il qu'une dame de Rome, devant laquelle on racontait qu'un jeune homme venait de mettre volontairement fin à ses jours, s'écria: « Ce doit être un étranger, car des Italiens ne sont pas si fous. » C'était en effet un Allemand, un mélancolique, tailleur, au service d'un artiste. Autrefois le goût de boire était rare en Angleterre; le suicide l'était également, et ce fut le vice de l'ivrognerie qui l'y introduisit vers le milieu du 16e siècle. Casper rapporte, d'après des documents officiels, que le quart des habitants de Berlin qui ont attenté à leurs propres jours, depuis 1812 jusqu'en 1821, étaient des gens adonnés à la boisson.

Ces résultats indiquent d'une manière générale la fréquence du suicide chez les individus adonnés aux boissons alcooliques. De ces morts volontaires les unes sont arrivées pendant l'ivresse, les autres par suite d'hallucinations dont elles ne sont qu'un accident; enfin il en reste un certain nombre dont la proportion, il est vrai, nous est inconnue, mais qui appartient à la catégorie des faits où le suicide provient directement de l'état mental sous l'influence secondaire de l'alcool, tel que celui que je viens de rapporter.

Pour terminer ce qui a rapport au suicide dans l'espèce qui nous occupe, je ferai remarquer la puissance des hallucinations qui poussent à une telle extrémité, et qui cependant ne sont pas le plus souvent détruites par l'ébranlement physique et moral qui détermine toujours un acte de la nature de celui-là.

Pour compléter ce qui est relatif aux troubles que j'ai désignés sous le titre de *symptômes moraux*, il me reste encore à signaler quelques points qui, au premier abord sembleront ne rien ajouter aux caractères que j'ai déjà donnés, mais dont l'importance ressortira facilement à l'occasion du diagnostic. Je vais rechercher dans les faits que j'ai sous les yeux si, outre les modifications si sensibles que nous avons trouvées dans l'exercice de la pensée et de la sensation, le principe alcoolique en avait encore développé dans certaines facultés et passions chez les individus soumis depuis un certain temps à son influence.

Incohérence. — A l'exception des deux cas dont je dirai quelques mots, je n'ai rencontré chez aucun malade ce manque de force dans l'association des idées, et qu'on appelle *incohérence*. On est peut-être surpris de ne point trouver cette forme de délire chez des individus dont les idées et les sensations ont subi une action dépressive si considérable ; mais le fait n'existe pas moins, et je me garderai de chercher à l'expliquer, me contentant de le rapprocher de ces faits si nombreux dans l'histoire de la folie où des facultés et des opérations de l'entendement, quand elles s'exercent normalement, paraissent intimement liées entre elles, et se montrent isolées et indépendantes lorsqu'elles sont envahies par le délire. On dirait alors que la maladie a analysé, dissocié des éléments moins distincts avant cette sorte de décomposition pathologique.

Les deux cas qui présentaient de l'incohérence étaient ceux où la maladie avait atteint le plus haut degré et amené des désordres physiques avec lesquels on observe ordinairement ce genre de délire. Tous deux, en effet, étaient compliqués de paralysie, et il ne me paraît pas irrationnel de rapporter à cette lésion l'incohérence qui dès lors doit reprendre son caractère négatif propre à la maladie que je décris.

Mémoire. — S'il est vrai de dire que cette faculté n'avait pas conservé toute sa fidélité, toute sa vivacité, on peut avancer qu'elle n'avait pas subi d'atteinte profonde. Les malades se rappelaient bien toutes les circonstances sur lesquelles ils étaient interrogés ; un grand nombre répondaient avec une liberté d'esprit qui, sous ce rapport, ne permettait pas de douter que la mémoire, chez eux, ne jouît de son plein exercice. Chez un sujet, les faits anciens paraissaient confus, rebelles au souvenir ; mais dans ce cas il y avait moins une incapacité qu'une paresse de se souvenir ; le malade était depuis longtemps tombé dans une apathie dont l'influence pesait sur ses moindres facultés. Chez les deux paralytiques dont j'ai signalé déjà l'incohérence, la mémoire était confuse, en partie abolie : la même réflexion que j'ai faite pour l'incohérence s'applique également ici.

Passions. — Dans cet ordre de phénomènes moraux, une seule espèce de trouble s'est offerte à mon observation; quoique bornée à un petit nombre d'individus, elle mérite d'être signalée. Ce délire des passions était une jalousie excessive; les maris, sur des indices le plus souvent aussi faux que ridicules, accusaient leurs femmes de manquer à la foi conjugale. Il est difficile sans doute, souvent impossible même d'établir les limites au delà desquelles ce sentiment cesse d'appartenir à l'ordre naturel, normal; mais dans les cas dont il est question, la jalousie était née avec la maladie elle-même; ce n'est que depuis que les maris s'abandonnaient à la boisson qu'ils étaient devenus follement jaloux; et ce délire pouvait varier depuis la plus simple idée de jalousie jusqu'à l'hallucination, et le malade s'écrier qu'il a assisté à son propre déshonneur. Du reste, ce sentiment, poussé à l'excès ou borné à des proportions modérées, s'allie parfaitement avec une certaine tendresse pour les personnes qui en sont l'objet : aussi les malades qui étaient dans ce cas montraient de l'inquiétude sur le sort de leurs femmes; quand ils les voyaient, outre quelques reproches, ils leur témoignaient une affection marquée.

En rapprochant cette espèce de trouble de ceux que j'ai déjà fait connaître, on y reconnaît bientôt le caractère commun à tous ceux que développe l'abus des boissons alcooliques. La jalousie est un sentiment dépressif par excellence; il enfante la crainte, la défiance; il fait naître pour l'honneur et la tranquillité personnelle les plus vives appréhensions. On se rappelle combien ces troubles ont de ressemblance avec ceux que nous avons étudiés dans les idées et les sensations; la moitié au moins des hommes mariés que nous avons observés a présenté cette espèce de délire : si j'en juge par un certain nombre de cas que j'ai observés depuis, et qui ne servent pas de base à ce travail, cette proportion serait beaucoup plus grande, ce qui se comprend parfaitement, les malades envoyés à Bicêtre étant pour la plupart des individus non mariés.

Attention. — Cette faculté, si importante aux yeux de certains psychologistes, qu'Esquirol regarde comme lésée chez la plupart des fous, n'avait subi qu'une légère atteinte dans les cas que j'ai recueillis. Tous les malades répondaient d'une manière claire et précise aux questions qu'on leur adressait; seulement, il fallait quelquefois élever la voix, attirer leur regard, ou répéter la question pour obtenir une réponse; celle-ci était toujours exacte et directe. Cette lenteur à répondre reconnaissait presque toujours pour cause l'état de préoccupation ou de crainte dans lequel se trouvait leur esprit. Tout absorbé par des hallucinations de la nature la plus effrayante, le malheureux oublie vite qu'on l'interroge; il a parfois l'air si distrait, si alarmé, que la conversation tomberait immédiatement si l'on n'insistait, surtout en le mettant sur l'objet de son délire. Cette inattention était généralement proportionnée à l'état d'inquiétude ou de calme dans lequel était placé le malade. Chez les deux paralytiques, l'attention était plus profondément altérée; quelquefois on n'obtenait pas de réponse directe; d'autres fois, la réponse, convenablement commencée, se terminait par une idée sans rapport avec la précédente.

Je rattacherai au trouble de l'attention une particularité qui ne me paraît reconnaître d'autre cause qu'une lésion de cette faculté. La plupart des malades ne paraissaient pas s'inquiéter du lieu où ils se trouvaient : interrogés à cet égard, ils semblaient d'abord surpris d'une telle question; les uns répondaient qu'ils n'en savaient rien, les autres se trompaient sur la nature de la maison, qu'ils regardaient, par exemple, comme un lieu choisi pour subir le dernier supplice. Ces derniers souvent n'étaient point détrompés; quand on leur indiquait le nom de l'établissement, tant étaient forts leur préoccupation et le trouble de leur esprit. Cette absence de la *conscience du lieu* n'était jamais plus remarquable que lorsqu'on examinait les individus à une époque plus rapprochée du début de leur délire et de leur entrée à l'hôpital : ces circonstances correspondaient, en général, à la période la plus élevée de leur trouble intellectuel et moral.

§ II. *Symptômes physiques.* — Dans la maladie que je décris, cet ordre de phénomènes n'occupe qu'une place minime à côté de ceux que je viens de signaler. On peut dire qu'ils n'ont qu'une valeur négative; mais leur importance ne saurait, pour cela, être méconnue : elle ressortira surtout à l'occasion du diagnostic.

État fébrile. — Tous les malades examinés au moment où leur état laissait au corps et à l'esprit assez de calme et de liberté pour pouvoir apprécier l'état du pouls et celui de la peau, ont permis de constater une absence complète de tout mouvement fébrile ; chez un bon nombre, le pouls était plutôt faible et ne dépassait pas 60 à 70; la peau était sans chaleur, le plus souvent sèche et froide. Cette absence de fièvre mérite d'être signalée ; elle a une grande valeur quand il s'agit de rapprocher la maladie d'autres affections avec lesquelles elle pourrait être confondue.

Agitation. — A l'inverse du mouvement fébrile, l'agitation avait lieu chez le plus grand nombre des sujets; mais, dans ce cas, elle était toujours passagère. Il suffisait souvent, pour la faire cesser, de distraire l'attention du malade, soit en l'occupant d'une chose tout à fait étrangère à son délire, soit en le rassurant sur ses craintes imaginaires. Du reste, cette agitation variait comme la cause qui l'avait fait naître : effet du délire auquel les individus étaient en proie, elle n'était qu'une manifestation, qu'une expression de ce délire. Ainsi, le malade qui se voyait poursuivi, insulté, fuyait les autres, exhalait en plaintes amères son indignation et son malheur; celui qui se croyait condamné à mort se montrait résigné, abattu; un autre se retirait tout honteux des imputations odieuses dont il était l'objet, etc.

Comme on le voit, l'agitation n'était que l'effet du délire, et si, dans ce moment, la peau était chaude, la face rouge et animée, le pouls vif et fréquent, ces symptômes n'étaient point sous la dépendance d'un état organique, permanent, puisqu'ils disparaissaient avec l'agitation elle même, dont ils n'étaient que l'effet.

Dans la majorité des cas, le *sommeil* était troublé, quelquefois pendant plusieurs semaines, d'autres fois quelques jours seulement. C'était pour un certain nombre le moment des hallucinations les plus effrayantes, des rêves les plus affreux : la nuit, qui, par son obscurité et son silence, a pour effet de porter la crainte dans l'âme des individus faibles, trouvait ici des esprits bien disposés pour recevoir son action dépressive ; aussi quelques-uns, poussant des cris, et voulant échapper à des attaques imaginaires, passaient une partie de ce temps dans des alarmes et une agitation qui ne cessaient qu'avec le jour.

Je ne dirai rien de l'état des *forces*, de la *physionomie*, de l'*appétit*, ni des *autres fonctions*; il était en général subordonné au calme et à l'agitation du malade. Aussi, souvent le désir de manger, un certain penchant au mouvement, un peu de vivacité dans le regard, annonçaient le commencement d'une ère nouvelle et favorable dans la marche de la maladie ; comme aussi un peu de tristesse et de répugnance au travail trahissaient un trouble de l'esprit, sans qu'il fût nécessaire d'interroger le malade à cet égard.

Si maintenant, embrassant d'un même coup d'œil les divers symptômes que nous venons de passer en revue, nous cherchons, en les rapprochant, à tracer un tableau général de la maladie, nous arriverons aux résultats suivants :

Les individus soumis à l'action secondaire du principe alcoolique étaient tous en proie à des hallucinations et des conceptions délirantes, dont le caractère commun et bien tranché était généralement de porter atteinte profonde à leur sûreté physique et morale. Fréquemment, l'effet de ce trouble était le suicide, acte volontaire, qui n'était le plus souvent qu'un accident du délire lui-même. Chez ces malades, la mémoire et l'attention n'avaient éprouvé aucune altération notable : seulement, eu égard à l'état de dépression où se trouvait l'esprit, ces facultés ne s'exerçaient pas avec leur vivacité normale. On n'observait pas non plus d'incohérence dans les idées. Parmi les passions, la jalousie s'ajoutait souvent aux autres formes du délire. A côté de ces symptômes moraux, il n'y avait pas de mouvement fébrile ; de temps en temps on notait de l'insomnie et de l'agitation provenant directement du délire des sensations ou des idées.

Cette description, basée sur une analyse exacte des faits que j'ai recueillis, retrace fidèlement la maladie telle qu'elle s'est présentée à mon observation; mais elle est incomplète, les conditions dans lesquelles j'étais placé ne me permettant pas de l'étudier dans tous ses degrés. En effet, on n'envoie à Bicêtre que les individus dont le délire compromet la tranquillité publique ou la sûreté des individus; en sorte que toujours l'observation porte sur des cas d'une certaine intensité. J'ajouterai donc qu'il est un grand nombre d'individus, adonnés avec excès aux liqueurs alcooliques, vivant au sein de la société, et qui sont en proie aux troubles que j'ai décrits plus haut; seulement, chez eux le délire est compatible avec les habitudes journalières de la vie. Les amis, les parents, attribuent à un défaut de caractère, à un accès de mauvaise humeur, ce qui n'est, en réalité, qu'un trouble de la raison. Et quand on examine ces cas avec quelque attention, on y retrouve tous les caractères que nous avons signalés dans ceux soumis à notre observation. Ainsi, c'est presque toujours une folle défiance, des ennemis imaginaires, une jalousie ridicule, etc. etc. Ces faits sont loin d'être rares, et s'ils n'attirent pas plus l'attention du monde et des médecins, c'est qu'ils n'offrent pas ou n'offrent que très-rarement le symptôme si étrange de l'hallucination (c'était du moins le cas de ceux que j'ai observés). En effet, l'hallucination jette l'homme qui en est l'objet dans un ordre de phénomènes si nouveau, si insolite, que ses actions et ses paroles ne tardent pas à trahir le trouble de son esprit, et dès lors il rentre dans les conditions des malades dont j'ai rapporté l'histoire.

Quoi qu'il en soit, ces cas, légers en apparence, peuvent atteindre une certaine gravité, en raison des conséquences qu'ils peuvent entraîner. Ainsi, je mentionnerai le fait d'un homme riche, fortement adonné à la boisson : dans les intervalles d'ivresse, qui étaient assez longs pour faire croire souvent à un renoncement à ses funestes habitudes, il était sombre, taciturne, soupçonneux, défiant; après avoir témoigné plusieurs fois des craintes imaginaires, il se jeta à l'eau. Je pourrais citer encore quelques autres faits analogues, mais je me contenterai d'en rapporter un que je dois à l'obligeance de M. le docteur Ligeret. Je le ferai d'autant plus volontiers qu'il est remarquable par sa simplicité et donne parfaitement une idée de cette classe de cas qu'on rencontre dans la pratique de tous les jours. L'homme qu'il concerne est, par la nature de sa position, exposé à faire de fréquents abus de boissons spiritueuses; il jouit d'une bonne santé apparente, administre parfaitement ses affaires, est doué d'un degré d'intelligence assez élevée; depuis un certain temps, il est persuadé qu'il est l'objet de l'inimitié d'un des administrateurs de son arrondissement. Cette idée, qui n'a sa source dans aucun fait visible, le tourmente presque continuellement.

Je ne saurais mieux faire, pour résumer ce que je viens de dire des symptômes de sa maladie, que de rapporter l'observation suivante; elle renferme à elle seule tous les traits caractéristiques que j'ai assignés à cette affection.

IIe OBSERVATION. — Ivrognerie; hallucination; conceptions délirantes; idées obscènes; suicides; jalousie; agitation momentanée; traitement moral; guérison.

Le 16 mars 1843, est entré à Bicêtre le nommé Lucas, âgé de trente-neuf ans, chiffonnier-brocanteur; il en était sorti le 26 janvier précédent, après y être resté seize jours : il y avait été envoyé parce qu'il se disait poursuivi, insulté; on prétendait qu'il n'était plus homme. Désespéré, il s'était jeté dans la Seine. Sorti guéri, il reprit ses habitudes vicieuses, et ne tarda pas à retomber plus malade que la première fois. Je l'interrogeai quelques heures après son entrée, et voici textuellement la conversation que nous eûmes alors :

« Pourquoi êtes-vous revenu ? — Quand le matin, chez nous, j'allais travailler, je ne pouvais pas y tenir : dans les rues, ils me sifflent, c'est à n'y pas tenir; ici encore ils me prennent pour un chien. — Cependant, quand vous êtes sorti d'ici, vous saviez bien que vous vous trompiez ? — Oui, monsieur, parce que je présumais qu'on ne me ferait pas pareille chose qu'on m'avait déjà faite; mais aussitôt ils ont recommencé; maintenant je suis assailli constamment. A peine sorti de l'hôpital, tous les gens de la maison se sont rassemblés contre moi; ils étaient trente à quarante, et ne cessaient de parler contre moi... Jusqu'à la barrière de l'Etoile, ils ont parlé contre moi; tout le monde, depuis le commencement jusqu'à la fin, en parle... Je sais bien que c'est pour subir ici une chose que... après laquelle je n'aurai plus d'asile, je serai un vagabond; je n'aurai plus que la ressource de me détruire, je me détruirai... Je restais chez nous jusqu'à huit jours sans sortir. Une fois je suis allé avec ma femme au Jardin des plantes; elle pourra vous certifier que tout le monde se moquait de moi. — Avez-vous bu depuis que vous êtes sorti d'ici? — Non : je n'osais pas aller au cabaret, tout le monde parlait de moi. — Qu'est-ce qu'on dit de vous? — Ils me comparent à une femme, à un chien... Ils me sifflent comme un chien... Oh! il vous est très-facile de le savoir, tout le monde le sait dans Paris, ça fait assez de bruit. Quand je travaillais, je rentrais à minuit, alors je reposais; mais s'ils me contrariaient, ça m'était impossible. Quand je chiffonnais, tout le monde m'affichait... Je sais bien que tout ce que vous me faites là et au bureau, c'est pour me faire subir une chose devant M. Leuret... Et puis je serai sans asile, sans refuge, je me détruirai... — Qu'est-ce que vous disait votre femme? — Elle m'a dit que ce sont des idées, que c'est ma tête qui travaille. Je lui répondais que je n'étais pas fou, puisque j'entendais tout ce qu'on disait... Tenez, les entendez-vous dans la cour? Vous voyez bien, on ne dira pas que j'invente; ils ne se cachent pas (dans ce moment on entend d'autres malades causer dans la cour). — Qui vous a amené ici? — C'est ma femme; elle m'y a amené pour ma perte, parce que maintenant elle est libre de faire ce qu'elle veut. — Vous nous aviez promis de ne plus croire qu'on se moquait de vous? — Monsieur, j'ai promis, mais voyez, c'est répandu partout. — Et moi, est-ce que je me moque de vous? — Non, monsieur, pas vous. — Et cette personne-là (l'infirmier)? — Non plus; mais c'est d'un moment à l'autre. Une fois, je suis allé avec ma femme à la Salpêtrière, voir une tante; en sortant, nous sommes entrés au café prendre un petit verre; eh bien, j'entendais tout le monde autour de nous qui parlait contre moi, qui se moquait de moi. Je suis chiffonnier brocanteur; eh bien, je préférais chiffonner, parce qu'on est moins vu, moins exposé; malgré ça, je ne pouvais échapper, partout on m'assaillait. Si j'avais brocanté, il m'aurait fallu faire mon commerce en plein jour, en public; aussi j'aurais été bien plus tourmenté. Mais ça ne fait rien; je crois que je ne l'aurais pas été plus que je ne le suis. »

Pendant cet interrogatoire, Lucas est debout, l'air inquiet, préoccupé; son regard est indécis, sa parole brève, un peu tremblante, accentuée. Il élève la voix quand il se plaint des railleries et des sifflements dont il est l'objet. Ses joues sont creuses, son teint est pâle; il a sensiblement maigri. De temps en temps il marche à grands pas, la tête basse; on dirait qu'il se cache et fuit.

La femme de Lucas, qui le lendemain me donne quelques renseignements nouveaux, confirme tout ce que son mari m'a dit dans son interrogatoire; elle ajoute que ce n'est guère qu'au commencement du mois qu'elle s'est aperçue de sa folie. Dans les derniers jours, il lui disait qu'elle s'entendait avec les autres pour parler contre lui; aussi il l'avait menacée de la tuer. C'est ce qui l'a déterminée à faire constater son état au bureau central; là, il voulait se déshabiller pour prouver qu'il n'était pas une femme. Une fois, il est allé se cacher tout un jour dans la plaine de Monceaux, pour éviter les sarcasmes. Quelquefois, la nuit, il se mettait à la fenêtre et voulait se précipiter au dehors; en passant sur le pont pour se rendre au bureau central, il faisait des efforts pour s'échapper et se jeter dans la Seine. Quelque temps avant de rentrer ici, il disait à sa femme : « Tiens, vois-tu, j'aurais dû rester avec M. Leuret; j'étais plus tranquille, on ne se moquait pas de moi. »

Lucas est d'un caractère doux; il a toujours fait bon ménage avec sa femme. Marié depuis huit ans, il en eut sept enfants, qui tous, à l'exception d'un seul, sont morts de convulsions. Jamais il n'a eu de misère. Il boit beaucoup; quelquefois il est ivre pendant plusieurs jours; le vin est sa boisson habituelle.

Le 17, à la visite, à peine est-il en présence de M. Leuret, qu'il lui dit : « Monsieur, je viens mourir sous vos coups; je sais que je suis pour être frappé... » M. Leuret le rassure aussitôt, puis lui fait dire l'objet de ses terreurs. A chaque idée folle, M. Leuret oppose une réponse tantôt moqueuse, tantôt bienveillante et dissuasive; d'autres fois, il feint de n'y faire pas même attention, et comme c'était l'heure du chant pour les autres malades, il engage Lucas à se mêler au chœur qui commence incontinent. Quand le chœur est achevé, Lucas chante à lui seul une chanson, et lorsqu'il a fini, M. Leuret lui dit qu'il ne veut pas lui entendre répéter les folies qu'il lui a débitées tout à l'heure, qu'il n'ait qu'à apprendre des chansons dans la journée, et à s'occuper dans les salles.

Pendant près d'un mois, M. Leuret, qui voit chaque matin Lucas, et qui a choisi pour le voir le moment où les autres malades sont réunis pour chanter ou faire quelques exercices, ne lui dit pas un mot de l'objet de son délire. Le premier jour il lui a fait observer qu'il ne fallait plus parler de pareilles folies, et il tient parole. Cependant, presque chaque jour, Lucas, dès qu'il aperçoit M. Leuret entrer dans la salle, s'écrie : « Je sais bien que je vais être roué de coups. » Un jour, il se jette à ses genoux, et le prie de lui épargner la honte et le supplice; un autre, il interrompt brusquement sa chanson pour s'écrier : « C'est ce matin qu'on va me jeter dans les lieux. » Une autre fois, il se contente de pousser de profonds soupirs, et de diriger sur M. Leuret un regard inquiet et suppliant. De son côté, M. Leuret le regarde toujours avec bienveillance; on le dirait totalement étranger aux terreurs qui assiégent Lucas. Si celui-ci profère une plainte, le médecin n'y voit qu'une interruption au chant ou au silence de la salle, et le rappelle promptement à l'objet de la leçon. Quelquefois, pour prévenir une plainte déjà trahie par l'anxiété du visage, il dit au malade quelques paroles amies; il l'engage à continuer le chant et les occupations de la journée. D'autres fois, il lui suffit d'un geste pour fermer la bouche à Lucas, et l'empêcher de dire une chose déraisonnable.

Le 1er avril, M. Leuret aborde Lucas avec un air d'intérêt; il lui tâte le pouls et lui dit qu'il n'a presque plus de fièvre, que ses idées diminuent. Il espère qu'il ne parlera plus de ses folies. Jusqu'à présent il a patienté et s'est abstenu de lui faire des remontrances; mais maintenant il se fâcherait et lui retirerait sa bienveillance. Les jours suivants, Lucas s'abstient de se plaindre à M. Leuret, mais c'est à moi qu'il raconte de nouvelles folies : il se croit pourri; on dit que sa chemise est pleine de matière; qu'il a mal sur mal. Cependant sa tristesse diminue, sa figure devient meilleure, on ne l'entend plus aussi souvent parler de ses ennuis. Le 15 avril, il dit à M. Leuret : « Monsieur, j'ai été violé il y a douze ans, et, depuis ce temps, on me montre au doigt. Que voulez-vous? c'est pour moi un grand malheur! Hier, ils me l'ont encore reproché dans la salle. » M. Leuret le rassure et laisse voir qu'il regarde ce récit comme de peu d'importance. Il invite Lucas à partager son temps entre les travaux des champs et les occupations de l'intérieur de la maison; il compte sur son zèle et le connaît pour bon ouvrier.

Dans les premiers jours de mai, l'agitation de Lucas, qui, dans les commencements de son séjour à l'hôpital, était très-considérable et le privait souvent de sommeil, n'apparaît plus que de loin en loin. Le malade n'articule qu'à de rares intervalles les imputations dont il se croit l'objet; il prétend encore qu'on l'appelle voleur, qu'on l'accuse de pratiques honteuses. Mais M. Leuret, qui feint de n'en pas tenir compte, lui continue ses démonstrations bienveillantes, et ne lui parle que pour l'encourager. Le 25, il lui dit que pour lui ôter un reste de fièvre qui l'agite et lui fait tenir encore quelques propos déraisonnables, on lui donnera chaque soir, par son ordre, une potion (avec 1 gr. de camphre) qu'il aura soin de prendre exactement. Le 6 juin (le camphre dans la potion avait été porté graduellement à 4 gr.), Lucas se plaint qu'elle lui occasionne de la chaleur à l'estomac, et désire qu'on la lui supprime. M. Leuret lui dit qu'il est disposé à lui accorder sa demande, parce que maintenant il se montre raisonnable; que, jusqu'au lendemain, il persiste, et il lui promet de la lui suspendre définitivement. Le jour suivant, à la visite, M. Leuret passant près de Lucas le félicite, et, se retournant vers le pharmacien, s'écrie : « Qu'on supprime la potion à Lucas. Dès lors la raison de Lucas se soutint, et son zèle au travail, le retour du sommeil, l'expression de sa physionomie, tout vint bientôt confirmer une guérison qu'un séjour de sept semaines encore ne démentit pas. Après deux ans, Lucas, quoique loin d'être revenu à une sobriété désirable pour lui, n'était point encore retombé dans ses premiers accidents; sa femme, qui me l'a affirmé dernièrement, est encore souvent l'objet d'une jalousie sans motif.

J'ai rapporté cette observation avec tous ses détails, parce qu'elle est un exemple frappant des désordres que peut faire naître l'abus des boissons alcooliques dans les passions et les idées. N'est-il pas curieux de voir ces mille formes du délire se continuer pendant un si long temps et revêtir toutes le même caractère? A toutes ses périodes la maladie n'a cessé d'être identique; elle a eu une intensité variable, mais elle a toujours eu la même physionomie: idée, sensation, passion, tout a subi l'action dépressive de la cause morbide qui a enfanté le délire. Ce qui donne encore à ce fait un plus haut degré d'intérêt, c'est la nature du traitement, auquel il faut rapporter la guérison. Je vais, à cette occasion, ajouter quelques réflexions qui serviront à faire mieux comprendre l'emploi de cette méthode, et suppléeront à quelques détails qui n'ont pu trouver place dans le cours de l'observation.

En présence d'un trouble si violent, d'une agitation si considérable, le médecin n'a pas cru devoir heurter le mal de front; c'est par un moyen détourné, indirect, qu'il a mieux aimé le combattre. Pour cela il commence par captiver l'affection de son malade, il lui montre de la bienveillance, de l'intérêt; ce n'est qu'au nom de ces deux sentiments qu'il semble agir envers lui. Celui-ci, qui est un brave homme, sera bientôt son obligé, et ne saurait désormais lui désobéir. Quant à ses idées folles, le médecin s'en moque un peu, car il ne faut pas lui laisser l'ombre de raison à cet égard, mais sa raillerie est douce et passagère; il s'agit moins de blesser que de dissuader, et quand une fois il en a ainsi fait justice, il ne veut plus que le malade en parle, il se garde bien de lui en ouvrir la bouche: c'est comme une chose passée, oubliée, cela vaut-il la peine qu'on s'en occupe? Mais ce qu'il ne cessera de faire et de conseiller, c'est d'occuper l'esprit et le corps d'idées et de travaux opposés ou sans liaison avec le désordre moral; il fera chanter le malade devant lui, il lui donnera de quoi exercer sa mémoire, il tiendra en haleine son attention de toutes les manières possibles; il voudra que le matin il fasse son lit, qu'il fasse celui des autres malades qui ne le peuvent, qu'il aide au service de la salle, qu'il travaille à la classe, à l'atelier de la paille, à la terre, aux champs. Toujours il l'encouragera par une parole amie: il lui accordera la permission de voir sa femme, ses amis. Quand il sera agité, il lui dira, sous forme d'avis bienveillant, de se baigner et de s'arroser la tête d'eau fraîche pendant le bain: c'est un conseil de médecin, presque d'ami. Quand le délire aura perdu une partie de son intensité, il reprendra un peu de son autorité; mais sans jamais perdre de sa bienveillance, source de la confiance du malade et qui est son premier mobile pour agir sur lui.

Dans de telles conditions, le malade a fini par oublier ses idées folles; on s'en est bien moqué une fois ou deux, mais après on ne lui en parlait même plus, ce sont donc des choses qu'il faut oublier; la douceur avec laquelle on le traitait contrastait singulièrement avec les menaces imaginaires dont il se croyait l'objet. D'un autre côté il fallait à chaque instant songer à des occupations multipliées; ici exercer sa mémoire, là ses bras, ailleurs son attention et son zèle: il ne restait, en vérité, plus de temps pour songer à ses folies. Il faut aussi obéir au médecin qui lui prescrit des bains: c'est pour son bien, il le croit et s'y conforme.

Cette potion aussi qu'il fait prendre pour guérir son mal, voilà que le médecin dit qu'on peut la supprimer: sa tête est donc débarrassée, il n'est donc plus malade, il est raisonnable. On le lui dit. Il est guéri.

Telle est, je pense, la manière dont il faut envisager le traitement moral pour se rendre compte de son emploi et de son efficacité. Après les détails dans lesquels je viens d'entrer, et qui ne sont en quelque sorte qu'une analyse raisonnée du fait lui-même, il ne sera douteux, pour personne, j'espère, que la guérison ne soit due aux moyens moraux longuement et judicieusement appliqués.

CAUSES.

La folie peut reconnaître pour cause l'abus des boissons alcooliques; c'est là un fait admis dans la science, comme le témoignent les nombreuses statistiques faites depuis quelque temps dans les établissements consacrés à l'aliénation mentale. Je me contenterai d'en citer quelques-unes, qu'on trouve reproduites dans plusieurs ouvrages, et qui inspirent quelque confiance à cause des noms de leurs auteurs. De 1826 à 1835, il a été admis à Charenton quinze cent cinquante-sept aliénés, dont cent trente-quatre avaient perdu la raison par l'abus des liqueurs fortes (Esquirol, *des Maladies mentales;* Paris, 1838). Casper, (*Beitraege zur medicinischen Statistik;* Berlin, 1825) s'exprime ainsi : « Un rapport officiel, qui concerne Berlin et embrasse les dernières années, nous apprend que près du tiers des aliénés appartiennent aux basses classes du peuple, et sont tombés dans leur triste état par l'abus de l'eau-de-vie. » Ces proportions n'ont rien qui étonne: s'il ne s'agissait que de la forme qui nous occupe, on pourrait peut-être élever quelque doute sur un chiffre aussi élevé; mais les auteurs ont compris sous le même titre tous les désordres intellectuels dus à l'abus des boissons alcooliques; en sorte qu'ils ont confondu des cas de simple ivresse, de *delirium tremens*, de dipsomanie, etc. etc. Maintenant donc, si l'on veut rechercher le degré de fréquence de la folie ébrieuse comparativement aux autres espèces d'aliénation mentale, il faudra distinguer avec soin les troubles dus à l'action immédiate de l'alcool, de ceux qui ne naissent que secondairement sous l'influence de ce principe, et qui constituent la maladie que je décris.

Pour les faits qui servent de base à ce travail, il ne saurait être douteux un instant que la maladie est due à l'abus des boissons alcooliques : tous les malades étaient adonnés au vice de l'ivrognerie, et chez tous cette funeste passion avait donné lieu aux mêmes accidents; une même cause correspondant toujours à des effets semblables, c'est là, un fait qui me dispense de toute autre démonstration.

Mais pourquoi, chez les individus qui font un usage immodéré des liqueurs spiritueuses, les uns sont-ils frappés de délire, tandis que les autres paraissent conserver impunément l'intégrité de leurs facultés intellectuelles ? L'étude des différentes conditions au milieu desquelles la maladie s'est développée peut seule conduire à la solution de cette question, et voici à cet égard ce que m'ont appris les observations que j'ai recueillies. Dans le plus grand nombre des cas on ne pouvait rapporter l'invasion du délire à aucune cause bien appréciable; dans plusieurs même les individus, depuis un certain temps, faisaient moins que d'ordinaire abus des spiritueux. Ce n'est pas que je veuille établir le moindre rapport entre cette sorte d'interruption d'une longue habitude et l'apparition du mal, bien que certaine pratique médicale soit fondée en cas analogues sur cette circonstance; mais il était important de faire voir que dans maintes occasions, loin de naître sous l'influence de l'action immédiate de l'alcool, la maladie éclatait alors même que cette action primitive avait moins de chance pour s'exercer. Dans ces cas comme dans beaucoup de ceux qui se rapportent aux autres formes de la folie, la cause occasionnelle nous échappe : nous devons remonter à la cause première, et ici c'est à cette modification lente et puissante du système nerveux, cette sorte d'empoisonnement chronique par l'alcool, qu'il faut s'adresser. Dans un tiers des cas environ la maladie éclatait après une ivresse plus ou moins prolongée, ou seulement à l'occasion d'une légère ingestion de spiritueux. Chez les premiers on remarquait presque toujours une démarcation entre les effets immédiats des boissons spiritueuses et l'apparition des phénomènes qui caractérisent la nouvelle période; c'était le plus souvent un intervalle variable pendant lequel l'économie paraissait libre de toute atteinte, les individus ayant repris les occupations habituelles de la vie. Chez les autres il n'avait fallu qu'une légère quantité de liqueur alcoolique pour faire éclater le délire; en sorte que dans ces cas on serait tenté, au premier abord, de ne pas rapporter la maladie au principe sous l'influence duquel elle se développe véritablement: on pourrait dire alors en quelque sorte qu'il ne fallait plus qu'une goutte pour faire déborder le vase.

Il importait, dans la recherche des causes, de s'enquérir depuis combien de temps les malades frappés de folie s'adonnaient à la boisson; ces renseignements conduisaient à connaître, d'une manière approximative, l'époque de saturation alcoolique et le moment de l'invasion du délire. Tout ce que j'ai pu apprendre à cet égard, dans les faits que j'ai observés, c'est que, chez tous les malades, l'habitude de l'ivrognerie remontait à plusieurs années; les deux individus frappés de paralysie buvaient depuis six ou huit ans. Quant à la nature de la boisson, elle a sans doute une grande influence sur le développement et le caractère de la maladie, mais le trop petit nombre de faits que je possède m'empêche de jeter quelque jour sur cette question. La plupart buvaient de l'eau-de-vie et du vin, quelques-uns de l'eau-de-vie seulement. Un des paralytiques était de ce nombre. Du reste, je ferai observer que, pour les malades dont je donne ici l'histoire, cette distinction, si utile en soi, n'est guère applicable; appartenant presque tous aux rangs inférieurs de la société, ils s'enivraient de la boisson que l'on vend au peuple. Or, à Paris, le vin que l'on boit chez les détaillants est falsifié; c'est de l'alcool avec un peu de matière colorante, ou une petite quantité d'un vin qui ne mérite pas de porter ce nom. En sorte que l'on peut dire que ceux qui, dans ces conditions, croient ne boire que du vin s'abreuvent, en réalité, d'eau-de-vie, et, qui pis est, d'eau-de-vie frelatée. Il faut donc regarder l'eau-de-vie comme l'espèce de boisson la plus propre à enfanter la folie; le résultat auquel est arrivé Casper, et que j'ai cité plus haut, en est une preuve remarquable.

L'*âge* des malades, qui variait de vingt-cinq à quarante-cinq ans; leurs *professions*, appartenant toutes à des catégories différentes, comme celle de charretier, commissionnaire, menuisier, etc.; leur *constitution*, qui, pour la plupart, était robuste et leur permettait de se livrer à de rudes travaux, etc., etc., sont des causes dont le trop petit nombre de faits ne me permet pas d'apprécier l'influence. Quant l'*hérédité*, à mes observations ne me fournissent aucuns renseignements précis à cet égard.

Comme on le voit, l'étiologie de la maladie que je décris est loin d'être bien connue : aussi j'ai moins indiqué des résultats que des lacunes à combler. L'analyse des faits que j'ai recueillis a dû être restreinte : c'est à l'observation ultérieure à fournir les matériaux nécessaires pour éclairer ce point si important.

MARCHE, DURÉE ET TERMINAISON.

Marche. — Ce que j'ai dit à l'occasion des causes me dispense de signaler le *début* de la maladie, une fois déclarée ; dans un certain nombre de cas, elle acquiert promptement son summum d'intensité ; alors les hallucinations et les conceptions délirantes apparaissent avec leurs caractères effrayants, et peuvent avoir leurs conséquences les plus extrêmes, et l'insomnie et l'agitation se joignent bientôt aux troubles de l'entendement. A cet état dont la durée varie, succède une tranquillité plus ou moins complète, et le malade paraît délivré de l'obsession dont il était tourmenté. Puis, le délire reparaît, tantôt aussi intense qu'auparavant, tantôt sensiblement diminué, quelquefois formé des mêmes aberrations, d'autres fois empreint de nouvelles, mais ayant toujours avec les premières une analogie marquée. Quelques malades, après le paroxysme, conservent jusqu'à la fin de la maladie un calme qu'on pourrait comparer à une sorte de torpeur morale dans laquelle l'esprit manque de force pour se débarrasser des fausses idées dont il subit l'influence. Dans certains cas, ce sont les plus légers, le délire ne semble consister qu'en une vive préoccupation qui n'empêche pas ceux qu'elle tourmente de vivre au sein de la société, et de remplir la plupart du temps les occupations habituelles de la vie.

Durée. — Il serait impossible, avec les seuls faits que je possède, de déterminer d'une manière même approximative la durée de la maladie. Dans les cas que j'ai observés, elle varie de quelques semaines à plusieurs mois. Elle peut se prolonger davantage, surtout quand on ne lui oppose aucun traitement, et que l'individu n'a pas renoncé aux funestes habitudes qui sont la cause du mal.

Terminaison. — Tous les cas que j'ai observés se sont terminés par la guérison, à l'exception de deux qui ont été frappés de paralysie générale. Cette terminaison fâcheuse et qui sans doute est loin d'être rare, présente une particularité qui mérite d'être signalée. En effet, avant cette complication nouvelle, la maladie conserve, quoiqu'à une période avancée, ses caractères primitifs; mais, quand la paralysie s'est établie, elle perd ses traits distinctifs, et le médecin n'a plus sous les yeux qu'un cas ordinaire de paralysie générale des aliénés. On comprend qu'il en soit ainsi, car alors le désordre qu'on observe dans l'état physique et moral des malades est sous la dépendance d'une même cause, c'est-à-dire l'altération organique du cerveau et de ses enveloppes. Il n'est donc pas étonnant qu'une lésion organique grave et permanente, venant s'ajouter à la maladie primitive qui ne siége en quelque sorte que dans un désordre fonctionnel, en masque les traits en frappant l'économie de son action nouvelle et profonde.

L'épilepsie a déjà été citée par quelques auteurs comme pouvant provenir de l'abus des boissons alcooliques. J'ai vu à Bicêtre un individu dont le délire reconnaissait pour cause de fréquents excès de boissons. Entré déjà à plusieurs reprises pour pareil accident, il y revint de nouveau, et cette fois, des attaques d'épilepsie succédèrent aux symptômes de folie qui l'y avaient amené. Après un an de séjour dans cet hôpital, il n'avait pas encore été débarrassé de son affection convulsive.

DIAGNOSTIC.

La distinction si importante que j'ai établie au commencement de ce travail entre les effets *immédiats* et les accidents *secondaires* des boissons alcooliques, retrouve ici sa plus féconde application : elle devient pour ainsi dire la base du diagnostic. En effet, ce n'est guère qu'avec des troubles dus à l'abus des spiritueux, que la maladie que je décris a été et peut être confondue : sa cause la distingue suffisamment des autres formes de la folie qui ont avec elle quelques points de ressemblance ; néanmoins, j'en dirai quelques mots.

J'ai donné plus haut la plupart des dénominations sous lesquelles les auteurs ont décrit les effets des liqueurs alcooliques ; ces désignations si nombreuses et si diverses témoignent assez de la confusion qui règne dans la science à cet égard. Pour la dissiper, il faudrait refaire d'une manière méthodique l'histoire des différents désordres qu'entraîne l'abus des boissons spiritueuses, et surtout apporter dans cette étude la plus scrupuleuse attention pour séparer ce qui est sous l'influence directe, immédiate, de l'alcool, de ce qui n'en est que l'effet éloigné, secondaire ; distinguer avec soin les symptômes physiques et les symptômes moraux, etc. etc. Loin de moi la prétention de combler cette lacune ; et je crois qu'avec les seuls matériaux qu'on trouve dans la science, il serait difficile d'atteindre le but. Mais, avec les faits que je possède, et la distinction que j'ai introduite pour l'étude des phénomènes morbides, j'espère jeter quelque lumière sur une question, pour la solution de laquelle il faut moins des descriptions générales que des observations particulières et recueillies avec soin. Je vais donc passer en revue les différents accidents causés par les boissons spiritueuses, en les comparant à ceux que je décris ; et, fidèle à ma division, je commencerai par ceux qui se rapportent aux effets primitifs, immédiats, du principe alcoolique.

Ivresse. — C'est, comme on le sait, la forme la plus commune de l'empoisonnement alcoolique; c'est même à elle qu'il faut rapporter la plupart des autres désordres qui reconnaissent la même cause et que les auteurs, à raison de quelques particularités, ont désignée sous des noms si divers. Toutes les descriptions de l'ivresse sont plus ou moins inexactes. Celle qu'a donnée Hoffbauer (*Méd. lég. relative aux aliénés*, p. 233; Paris, 1827), et que M. Marc (*De la Folie*, t. 2, 1840) regarde comme la plus conforme à la vérité, n'est pas exempte de ce défaut. Cette inexactitude tient d'une part à ce que les auteurs ont réuni dans un même tableau des traits empruntés à des cas très-divers; d'autre part, à la méthode défectueuse qu'ils ont employée pour l'étudier. Il y a dans l'ivresse deux ordres de phénomènes qu'il est important de distinguer avec soin : des phénomènes intellectuels ou moraux et des phénomènes physiques ou sensibles. Les premiers sont essentiellement variables; ils diffèrent en quelque sorte dans chaque individu. Qui n'a été frappé de ces formes si variées de délire chez l'homme ivre? Tristesse, gaieté, frayeur, emportement, tendresse, grossièreté, incohérence, afflux d'idées, etc., tous ces états se rencontrent isolés ou associés dans l'ivresse. Aussi les descriptions des auteurs en sont-elles surchargées. C'est le contraire pour les phénomènes physiques ou sensibles. Parmi eux il en est qu'on rencontre toujours; seulement ils peuvent exister à des degrés différents : ainsi, chez tous les hommes ivres, il y a une lésion de la myotilité qui se révèle par la perte de l'équilibre, le tremblement des membres, le bégaiement, etc.; une lésion de la circulation en rapport avec l'intensité de l'ivresse; une altération des traits et de l'expression du visage, etc. etc. Cette manière d'envisager l'ivresse permet, en la rapprochant de la maladie qui nous occupe, d'établir les différences qui les séparent toutes deux. Cette distinction entre l'ivresse et la folie causée par les boissons alcooliques n'avait pas échappé à M. Leuret (*Traitement moral*, p. 260), qui, dans une observation remarquable par l'heureux emploi du traitement moral, l'a signalée d'une manière formelle lorsqu'il a dit, en parlant du malade : « Au moment de son entrée, comme pendant toute la durée de son séjour à l'hospice, son intelligence ne présenta jamais le trouble que l'ivresse produisait auparavant chez lui. Mais la persuasion qu'on l'avait tourmenté, qu'on lui avait fait voir des squelettes, des fantômes, des troubadours ou des petits anges sans pieds, cette persuasion, dis-je, restait tout entière. » Si nous poursuivons plus loin cet examen comparatif, nous trouverons que, dans la forme de folie dont il s'agit, les symptômes moraux ne varient pas, c'est-à-dire qu'ils ont les mêmes caractères chez les divers individus. C'est le contraire pour l'ivresse, dont il est impossible de tracer un tableau moral identique. Quant aux symptômes physiques, j'ai fait voir leur constance et leur importance dans l'ivresse; ils manquent totalement dans la folie des ivrognes, et ceux qui existent, tels que l'agitation, etc., sont variables et sous la dépendance de l'état mental. La durée de l'ivresse, son invasion qui suit immédiatement l'ingestion du principe alcoolique, la disparition des symptômes physiques et moraux aussitôt que la cause a épuisé son action, sont encore des traits qui n'appartiennent qu'à l'empoisonnement aigu par l'alcool. Ajouterai-je que, dans l'ivresse, le suicide est rare? et quand il a lieu, il n'est le plus souvent qu'un accident où la volonté ni le raisonnement n'ont point de part; c'est le contraire dans l'empoisonnement chronique. Enfin dirai-je que l'homme ivre frappe fréquemment, et que beaucoup de crimes déférés à la justice sont commis dans ces conditions? Dans la folie, au contraire, l'homme est timide; il fuit et croit qu'on attente à ses jours; très-rarement il frappe, et alors c'est pour échapper à une obsession qui le tourmente, c'est une impulsion vive de l'instinct de conservation. Un de nos malades était dans ce cas; un autre avait menacé sa femme de la tuer, la jalousie l'avait poussé à cette extrémité pour sauver son honneur en péril. Dans le cas si curieux de Hitzig, publié par Henke (Henke, *Annales*, etc., t. 8, suppl.) et dont M. Marc a donné un extrait, un père donne la mort à un de ses enfants; mais il entend une voix intérieure qui lui intime l'ordre d'assommer son fils! Ici l'hallucination a eu ses plus funestes conséquences. Comme on le voit, ces cas, où apparaissent la violence et le meurtre, diffèrent de ceux où l'ivresse entraîne les mêmes désordres, et par la nature des motifs qui ont donné lieu à ces actes et par les conditions dans lesquelles ils se sont passés.

Delirium tremens. — Sous ce titre, que M. Rayer (*Mémoire sur le délirium tremens*, Paris, 1819) a remplacé par celui d'*œnomanie*, et Léveillé (*Histoire de la folie des ivrognes*, Paris, 1832) par celui de *folie des ivrognes*, on a donné une foule de cas qui ne sont autres que des exemples d'ivresse. Il faut l'avouer, il est difficile, pour ne pas dire impossible, d'après les descriptions générales, de se faire une idée exacte de ce qu'on doit entendre par delirium tremens. Les caractères donnés comme pathognomoniques par certains auteurs, et qui sont : 1° le délire sur les occupations habituelles ; 2° la manifestation du goût pour des liqueurs fortes ; 3° l'oubli durant la convalescence de ce qui s'est passé durant le cours de la maladie ; 4° le tremblement des membres, sont, suivant d'autres, autant de signes qui peuvent manquer. Barckhausen (*Beobachtungen über den Säuferwahnsinn oder das Delir. trem.*, Bremen, 1825) le définit « une maladie qui attaque les individus ayant fait un long abus des boissons spiritueuses. Elle se caractérise principalement par le trouble des fonctions cérébrales et nerveuses, notamment l'insomnie, le délire et des hallucinations d'espèce particulière, fréquemment aussi par le tremblement des membres avec ou sans altération simultanée de la fonction du système vasculaire sanguin, avec ou sans fièvre, enfin par une grande tendance au collapsus, et ne cède qu'à un sommeil critique. »

D'un autre côté, si l'on consulte les nombreuses observations rapportées au delirium tremens, on reconnaît bientôt qu'elles manquent de beaucoup de détails importants ; qu'elles ont toutes rapport à des individus actuellement sous l'influence immédiate de l'alcool ; que la maladie a une courte durée ; que le seul caractère commun qu'on puisse y découvrir est une agitation constante. En définitive, on ne saurait voir là qu'une forme de l'empoisonnement aigu par les boissons spiritueuses, et ce qui lui donne une physionomie un peu distincte, c'est qu'il a lieu chez des individus modifiés depuis longtemps par l'abus des alcooliques, ou si l'on veut, chroniquement empoisonnés, en un mot, des ivrognes.

Je ne m'arrêterai pas plus longtemps sur cette question, qui, pour être éclairée, a besoin de recherches nouvelles et plus complètes. Il m'a suffi de faire voir que le delirium tremens ne diffère pas essentiellement de l'ivresse, dont il peut être regardé comme une forme particulière, et qu'il est, comme elle, sous la dépendance immédiate de l'action alcoolique; à ce titre, il se distingue suffisamment de la maladie que je décris.

Pour terminer ce qui a trait au diagnostic, je dirai un mot de quelques accidents qui ne sont pas, comme le delirium tremens, sous l'influence immédiate de l'alcool, et qu'on pourrait confondre avec la folie dont il est question, parce que, comme celle-ci, ils proviennent de cette modification profonde que subit l'économie sous l'influence de l'abus prolongé des liqueurs fortes : c'est un complément à l'histoire des effets secondaires de l'alcool. M. Roesch (loc. cit.) distingue avec Clarus les états suivants :

1° La dégénérescence ébrieuse des mœurs et du tempérament, ou l'*inhumanité ébrieuse,* comprenant elle-même la *férocité ébrieuse* et la *morosité ébrieuse ;* 2° l'*ivrognerie ;* 3° les *hallucinations ébrieuses des sens*, ou la *folie ébrieuse des sens ;* 4° la *folie ébrieuse.* Celle-ci comprend : a. *delirium tremens ;* b. *mania a potu ;* c. *folie, mélancolie, démence.* Ces nombreuses divisions sont loin d'être justifiées par des faits concluants, et je ne chercherai point à en démontrer l'inexactitude. Les caractères que j'ai assignés à la forme que je décris suffisent, je pense, pour la faire reconnaître. Peut-être pourrait-on y rapporter les *hallucinations ébrieuses des sens*, et ce qui est compris sous les titres de *folie, mélancolie, démence,* où l'auteur s'exprime ainsi : « Le delirium tremens dégénère en folie, mais celle-ci survient aussi sans avoir été précédée par lui. Il n'y a qu'un pas de la perte des sens et du demi-délire dans lequel le buveur vit habituellement, à la folie ; cependant il n'est pas fort rare qu'à la suite de l'abus des boissons, il se développe en lui une mélancolie qui le conduit au suicide. » Mais il y a loin, comme on le voit, de ces indications vagues et générales à une description complète déduite de faits bien observés.

Dipsomanie. — Nom donné par Hufeland à une maladie essentiellement distincte de la folie des ivrognes ; elle peut se développer chez les individus les plus sobres ; et son caractère principal est un penchant irrésistible pour les boissons alcooliques. Esquirol (loc. cit.) en a rapporté de curieux exemples qui établissent clairement la différence qui la sépare de celle que nous décrivons.

Les détails dans lesquels je viens d'entrer à l'occasion du diagnostic démontrent assez quelle confusion règne encore dans la science sur ce qui concerne les troubles qu'enfante l'abus des boissons alcooliques. On sent désormais le besoin de recherches méthodiques et de faits soigneusement recueillis ; mais que dans cette étude on ne perde jamais de vue un instant l'importante division que j'ai établie, et qui m'a servi à jeter quelque jour dans une question si obscure et peu connue d'ailleurs.

PRONOSTIC.

Il est grave : les accidents si funestes auxquels les malades sont exposés donnent à cette forme de la folie un caractère de gravité qu'on ne saurait méconnaître. Eu égard à la nature du désordre mental, elle mérite aussi d'être prise en sérieuse considération : on sait, en pratique de médecine mentale, combien il est difficile de détruire les hallucinations, et malheureusement la folie des ivrognes est formée en partie de ce genre de désordre. La terminaison par l'épilepsie et la paralysie générale ajoute encore à la gravité du pronostic.

Les récidives sont à craindre, l'homme retombant bientôt dans les vicieuses habitudes qui ont fait naître sa maladie. Trois cas seulement nous en ont offert des exemples.

A l'exception des deux paralytiques, tous les malades que j'ai observés ont guéri. La guérison serait solide et définitive, si, comme je viens de le dire, les malades cessaient complétement de s'adonner à la boisson. Dans ces conditions nouvelles, l'économie peut perdre insensiblement cette fâcheuse prédisposition, et finir par s'affranchir complétement de cette modification que lui avait fait subir l'action lente des boissons alcooliques. L'homme alors rentre dans la catégorie commune, et si, dans cette condition, la folie éclate chez lui, elle n'a pas les caractères de la folie causée par les boissons alcooliques. Un fait de ce genre est rapporté par M. Leuret (*Traitement moral*, p. 383). Dans ce cas, une vie fort régulière avait remplacé depuis longtemps des habitudes d'ivrognerie, quand, à l'occasion d'un chagrin violent, le malade devint fou, et son délire roulait sur des titres imaginaires et la possession de richesses immenses. Je n'ajouterai aucune réflexion à un fait isolé, et dont on ne saurait aujourd'hui déterminer le degré d'importance; mais j'ai dû le rapporter, parce qu'il se lie d'une manière trop naturelle à la maladie que je décris.

TRAITEMENT.

Dans cette partie de mon travail, à la fois importante et si difficile, je resterai fidèle à la marche que j'ai suivie dans l'exposition des symptômes de la maladie; je donnerai d'abord l'analyse des faits que j'ai observés, puis j'ajouterai quelques considérations sur la nature de la médication mise en usage; enfin je rechercherai s'il n'était pas possible de présenter quelques indications générales sur le traitement de la folie causée par l'abus des boissons alcooliques.

Tous les malades (j'excepterai de cette analyse les deux individus frappés de paralysie générale), à partir de leur entrée à l'hôpital, ont été privés d'une manière absolue de vin ou toute autre liqueur spiritueuse; jamais du reste ils n'en ont demandé, et, dans l'objet de leur délire, on n'a pas remarqué qu'il en fût question une seule fois. Dès le lendemain, tous ont été soumis au traitement moral; comme auxiliaire de ce traitement, et pour calmer l'agitation à laquelle un grand nombre étaient livrés, des bains tièdes, prolongés d'une à deux heures, accompagnés d'aspersion d'eau froide sur la tête pendant le bain, furent employés; ils étaient, dans quelques cas, administrés deux fois par jour. La plupart étaient mis à l'usage d'une tisane légèrement acidule; dans un cas, l'opium fut donné pendant plusieurs jours à la dose de 5 centigrammes; quelquefois un verre d'eau de Sedlitz, un bain de pieds, étaient aussi ordonnés. Une alimentation en rapport avec l'état des voies digestives était accordée; généralement elle était proportionnée à l'appétit et au degré de calme ou d'agitation dans lequel se trouvait l'esprit du malade. Dans tous les cas la guérison a eu lieu.

Comme je viens de le dire, les moyens physiques n'ont été employés qu'auxiliairement, et seulement dans un certain nombre de cas: c'est le traitement moral qui a constitué la base et la partie réellement active de la médication. Dire ce qu'il a été, à quel ordre de moyens, dans les agents moraux, le médecin a eu principalement recours, ce qui l'a déterminé à donner la préférence à quelques-uns, en un mot, initier le lecteur à l'administration de ce traitement, voilà ce qui n'est guère possible de faire, parce que le plus souvent ce n'est pas un seul moyen, mais la réunion de plusieurs qui a, chez le même individu, aidé à triompher du mal; aujourd'hui c'est la bienveillance, demain la sévérité, tantôt le ridicule, tantôt l'indifférence, etc. etc.; quelquefois tous ces moyens à la fois ou successivement. Tout ce que l'on peut avancer d'une manière générale, c'est que c'est sur l'esprit des malades que le médecin a dirigé son action thérapeutique. Il n'est pas d'autre formule possible; par quelles expressions, par exemple, traduire le traitement moral dans l'observation (p. 31) que j'ai rapportée plus haut? Est-ce le ridicule, est-ce la crainte, est-ce la bienveillance, est-ce la distraction? Ce sont tous ces agents judicieusement mis en usage; le médecin est resté juge des indications, et de leur emploi combiné est résulté le traitement. En pareille circonstance, les préceptes sont des exemples. Je vais en présenter un qui pourra donner une idée de l'application du traitement moral dans la forme de folie occasionnée par l'abus des boissons alcooliques.

IIIe OBSERVATION. — Ivrognerie; hallucinations; conceptions délirantes; traitement moral; guérison rapide.

Le 8 juin 1843, est entré à Bicêtre le nommé Menager, boucher, âgé de trente et un ans; cet homme est depuis plusieurs années adonné à la boisson; il y avait quelque temps qu'il donnait des signes évidents de folie, quand il fut admis à l'hôpital. Le lendemain, à la visite, le surveillant de la salle informe M. Leuret de l'arrivée d'un nouveau malade qui se croit condamné à être guillotiné. Muni de ce seul renseignement, le médecin, accompagné des élèves et des surveillants qui l'assistent, se rend près du malade : celui-ci est debout au pied de son lit; il est pâle, abattu; il baisse la tête, et paraît en proie à un profond découragement. L'approche de la visite semble moins éveiller son attention qu'augmenter son anxiété. On l'entoure, et après un moment de silence pendant lequel M. Leuret a gardé sur lui un regard scrutateur, ce médecin en se retournant vers les assistants témoigne d'un ton moitié moqueur, moitié surpris, combien cet homme a l'air bête; la sottise est tellement peinte sur sa figure et dans son maintien qu'il n'ose l'interroger, convaincu qu'il lui fera quelque réponse extravagante. Puis, ayant l'air de surmonter son hésitation, il dit au malade : « Votre nom? — Menager. — Votre âge? — Trente et un ans. — Bien..., cela est raisonnable. Où étiez-vous avant de venir ici? — Chez mon frère. — Y a-t-il dans votre famille des gens qui sont fous? (En même temps il lui tâte le pouls : celui-ci est petit et marque 48.) — Non, je n'en connais pas... J'ai mal à la tête depuis quelques jours, parce qu'ils ont mis quelque chose dessus; je ne sais quoi. — Comment êtes-vous venu ici? — Je ne sais pas. — Voyez, messieurs, cet imbécile qui ne sait pas même comment il est venu ici! — On est venu me chercher chez mon frère; un sergent de ville est venu me prendre, parce que j'étais accusé d'avoir assassiné une femme à coups de poing à la barrière des Deux-Moulins; une actrice... puis on m'a conduit à la préfecture de police; ensuite on m'a condamné à être fusillé sans m'entendre; je n'ai pas vu un seul juge. — Qui vous a condamné? — C'est le gouvernement... (rire de l'auditoire); mais hier encore, au bureau, on lisait sur le papier envoyé par la police que mes parents voulaient que je fusse enterré avec les honneurs de la sépulture et que j'aie des instructions dans les principes religieux. — Cela n'est pas vrai; voilà M. le surveillant qui a entre les mains le bulletin de la police, et il affirme que cela n'est pas. — Mais si, monsieur (le malade insiste, M. Leuret se montre outragé de recevoir un démenti, et s'écrie d'un ton blessé: Qu'on coupe immédiatement les cheveux à cet homme, puis on le conduira à la douche). — Oh! vous me ferez ce que vous voudrez, ça m'est égal, je mourrai si vous voulez, mais je sais bien que vous voulez me faire passer pour fou! — Oui, vous êtes un fou et un menteur...; (s'adressant aux assistants), nous avons ici bien des imbéciles, mais pas un qui le soit autant que celui-là!» M. Leuret s'éloigne, et je conduis à la douche le malade, qui la reçoit avec une grande répugnance, bien que légèrement administrée. Dans la journée, on l'occupe à la classe et au service de la salle.

Le lendemain, en l'abordant, M. Leuret lui dit: «Faut-il vous faire donner la douche avant de causer avec vous? — Non, monsieur. — Est-ce que ça vous a rendu raisonnable? — Oui, monsieur. — Vous ne l'étiez donc pas hier? — Non, monsieur. — Eh bien, nous allons voir si vous l'êtes aujourd'hui.»

M. Leuret l'interroge, et le malade répond qu'il n'a pas été condamné à mort, et que le bulletin de la préfecture n'indiquait pas ce qu'il avait prétendu. En le quittant, il lui dit sous forme d'avis: «Quant à votre douche, vous la prendrez encore ce matin. Ce n'est que le commencement de ce qu'on appelle une saison; une saison dure vingt-cinq jours; souvent on est obligé d'en prendre deux. Je suis bien aise de vous voir un peu plus raisonnable, mais vous ferez bien de prendre la douche, ça vous empêchera de retomber dans vos folies!» Le médecin s'éloigne; Menager court après lui et le prie de l'exempter de la douche, protestant de ses bonnes dispositions. M. Leuret le reçoit avec indifférence, puis, après un moment d'hésitation, il lui dit d'un ton résolu : « Eh bien! tenez, j'aime mieux que vous preniez la douche; ça ne peut pas faire de mal, au contraire.

Un instant après et par le conseil de M. Leuret, je reviens près du malade, et, ayant l'air de lui donner un avis officieux, je l'engage à se rendre dans la salle où les autres malades sont réunis pour le chant et à se joindre à eux, l'assurant que le médecin ne donne jamais de douche à ceux qui chantent. Il se conforme à mon invitation. Quand M. Leuret passe près de lui, il lui dit : Allons, je consens à vous exempter de la douche, c'est la règle, puisque vous avez chanté. Mais nous pourrons la reprendre demain. Menager remercie de la grâce qu'on lui accorde.

Le 11, le malade interrogé se montre raisonnable; mais il y a encore un peu d'hésitation dans ses réponses. M. Leuret ne balance pas à lui ordonner la douche pour achever de le débarrasser de ses idées folles. Le lendemain, elles avaient complétement disparu, et la guérison s'est maintenue jusqu'à la sortie du malade, qui ne quitta l'hôpital que le 12 juillet, c'est-à-dire un mois environ après son entrée.

Réflexions. Reportons-nous au premier jour où le malade et le médecin se trouvaient en présence : que se passe-t-il? Un homme est là, brisé, sous une impression profonde; l'état de son esprit est celui d'un malheureux qui va subir le dernier supplice : à le voir pâle et abattu, on peut juger de son anéantissement. Dans cette situation, arrive une personne qui a un air d'autorité; elle s'arrête devant lui, et ceux qui l'accompagnent s'arrêtent également. C'est à peine si son attention en est frappée. Mais cette personne, qui vient de tenir sur lui un regard aussi déconcertant que moqueur, n'ouvre la bouche que pour éclater en raillerie blessante; puis elle lui demande s'il y a des fous dans sa famille, en même temps qu'elle lui tâte le pouls; enfin, quand il a répondu à ses questions, cette personne traite ses réponses de folie, puis nie sa sincérité, l'appelle menteur, et, d'un ton de commandement, l'envoie subir un moyen qu'on n'administre qu'aux fous! Quelle révolution a dû se faire dans l'esprit de cet homme : en un instant, il s'est entendu bafoué ; il s'est trouvé en présence d'un médecin ; il a blessé une personne revêtue d'une autorité qui impose le respect ; il a été appelé fou et reçu la douche qu'on donne aux fous !

Après un ébranlement pareil, l'esprit a peine à se reconnaître : une fois l'assaut passé, il faut s'expliquer ces coups si soudains, si étranges, si imprévus. La réflexion aidant, le malade s'aperçoit qu'il est dans un hospice, que c'est un médecin (médecin qui doit être irrité d'avoir reçu un démenti) qui lui a tâté le pouls comme à un malade ! Sa maladie pourrait bien être la folie, car on lui prescrit la douche qu'on ne donne qu'aux fous : d'ailleurs ne se moque-t-on pas aussi des fous ? Quel retour sur soi-même ! Comment concilier cela avec les idées de se croire condamné à mort, d'avoir assassiné ? C'est à peine encore si on lui laisse le temps d'y songer ; toute sa journée a été employée dans les occupations de la maison !

S'en tenir à cette secousse ne suffit pas à la prudence du médecin. Le lendemain, il rappelle au malade qu'il doit son retour à la raison à l'emploi de la douche, et pour ne pas séparer dans son esprit l'idée de folie de l'idée du moyen qui la détruit, il insiste pour que le malade y revienne : il sait d'avance qu'il fera grâce d'un moyen pénible, mais il veut que le malade en conserve l'impression ; c'est un préservatif qui tient en éveil l'esprit et rappelle sans cesse qu'il s'est égaré. Une fois le mal ébranlé, il fallait l'attaquer sans relâche jusqu'à ce qu'il fût entièrement détruit. Une rémission pouvait laisser reparaître un délire qui avait de si profondes racines.

Dans les quinze derniers jours que ce malade passa à l'hôpital, il fut pris d'un engorgement douloureux des ganglions d'un côté du cou ; il y eut un gonflement considérable et un mouvement fébrile marqué. Un traitement antiphlogistique en fit justice en sept ou huit jours. Pendant tout ce temps, la raison se soutint, et le malade ne présenta aucune trace du délire si fréquent chez les individus adonnés à la boisson et qui sont sous le coup de quelque affection fébrile.

Avec les seuls faits que je possède, je ne saurais donner une histoire complète du traitement de la maladie; on sent toutes les lacunes qui restent à combler. Je me bornerai à ajouter quelques mots: on l'a vu plus haut, tous les malades ont été subitement et définitivement privés de toute boisson spiritueuse; à plusieurs d'entre eux même, M. Leuret faisait prendre chaque matin sous ses yeux plusieurs verres d'eau. Cette conduite n'a jamais eu le plus léger inconvénient; elle diffère un peu de la pratique générale qui enseigne de ne pas priver brusquement l'ivrogne de toute liqueur spiritueuse. Ici, il faut faire une distinction: les ivrognes auxquels on accorde du vin ne sont pas ceux qui sont en proie à une excitation plus au moins violente; ce sont, au contraire, ceux qui se tiennent dans un état de faiblesse, de prostration marquée. Alors, ici le vin qu'on a coutume de leur donner est administré plutôt comme tonique, pour relever les forces, que pour éviter le danger d'interrompre brusquement une habitude vicieuse et profondément enracinée. Cette manière de voir est confirmée par l'autorité du professeur Mojon (de Gênes), qu'une longue expérience a renseigné à cet égard. On ne saurait donc trop engager les malades à renoncer complétement à leur funeste passion; les en corriger même, si c'est possible: il n'y a aucun inconvenient, il y a un avantage réel à agir ainsi.

Après les détails dans lesquels je viens d'entrer, l'excellence du traitement moral dans la folie causée par l'abus des boissons alcooliques ne sera douteuse pour personne. Il a été employé chez tous les malades, à l'exception de deux paralytiques, et chez tous il a réussi. Ce n'est pas sans quelque surprise que dans un mémoire publié par M. Jousset, on lit (*Archives génér. de médecine*, 1845) que le traitement moral n'a aucune influence sur la guérison de la folie. « Si l'on veut s'en convaincre, ajoute l'auteur, on peut consulter les relevés de guérisons obtenues à Bicêtre, dans les deux divisions d'aliénés: on verra que, malgré leur opposition complète dans les méthodes de traitement employées par les deux médecins qui sont à la tête de ces divisions, le chiffre des guérisons est le même, ce qui prouve incontestablement que ces deux méthodes de traitement sont impuissantes à modifier la marche de la maladie, puisque, quoique tout à fait opposées, elles concluent au même résultat. » Pour faire connaître ce qu'il y a d'inexact et d'erroné dans ce passage, je me contenterai de répondre : s'appuyer, pour juger deux méthodes thérapeutiques, sur des registres de bureau, c'est donner une singulière idée de la manière dont on entend cette partie si difficile et si minutieuse de la médecine : le lecteur décidera de la confiance qu'il faut accorder à de semblables résultats. Le traitement moral dans la division de M. Leuret n'est employé que dans un certain nombre de cas : ce médecin n'a pas une médication identique pour *tous* les aliénés. Il y a à Bicêtre un certain ordre de *moyens moraux communs aux deux divisions*, tels que le chant, la lecture, le dessin, le travail aux champs, différents exercices, etc. Ces réflexions suffisent pour faire apprécier la valeur des conclusions de M. Jousset.

Du reste, l'efficacité du traitement moral n'a plus besoin aujourd'hui d'être défendue; il reste plutôt à multiplier les indications à suivre dans son application. Dans un mémoire récent (*des Indications à suivre dans le trait. moral;* Paris, 1846), M. Leuret a traité ce sujet avec sa supériorité habituelle. Il y a présenté quelques cas de guérion remarquables par l'emploi judicieux des moyens moraux; l'un d'eux rentre dans la catégorie de ceux qui font l'objet de ce travail. Il les a fait suivre de quelques considérations générales, qui trouvent ici une heureuse application. Je ne puis donc mieux faire que transcrire ce passage, qui dénote à la fois les mille ressources d'un esprit ingénieux et le cœur d'un médecin dévoué : « Il n'y a pas de précepte, dit M. Leuret; il ne peut pas y en avoir : il y a seulement des indications, et ces indications varient à l'infini, car elles dépendent de la nature d'esprit du malade, de son caractère, de l'éducation qu'il a reçue, de son âge, de son sexe, de la forme, des causes et de la durée de son délire, de sa position sociale. Elles dépendent encore de ses relations habituelles, de ce qu'il a fait, vu, entendu autrefois, hier, à l'instant; toutes choses sans nombre et dont les combinaisons varient à l'infini. Elles dépendent aussi, et tout autant du médecin, de son caractère, de son activité, de ses ressources, enfin de ce qui, dans l'esprit d'un homme, peut agir sur l'esprit d'un autre homme. Pour combattre une même maladie, deux médecins prendront chacun un parti différent, et, pour chacun d'eux, ce parti pourra être le meilleur; parce que, trouvant en eux des facultés, des aptitudes qui ne sont pas les mêmes, ils auront choisi le moyen dont ils savent faire le meilleur usage. La pharmacie morale du médecin, qu'on me pardonne cette expression, est dans sa tête et dans son cœur : il prend en lui-même ce qu'il donne à son malade. Ingénieux, il donnera beaucoup; lourdaud, quoique savant, il ne fera rien de bon. »

Dans ce travail, je n'ai fait que mettre en œuvre quelques matériaux recueillis à l'hospice de Bicêtre. Loin de moi la pensée d'avoir donné une histoire complète de la folie causée par l'abus des boissons alcooliques; je n'ai fait qu'indiquer une manière nouvelle d'envisager les effets de ce principe sur les facultés intellectuelles des individus qui y sont soumis, et j'ai isolé des nombreux phénomènes qui en sont l'expression un groupe de symptômes qui s'en distinguent d'une manière assez tranchée pour mériter une description à part.

QUESTIONS

SUR

LES DIVERSES BRANCHES DES SCIENCES MÉDICALES.

Physique. — Transmission des vibrations à travers les corps liquides; application à l'ouïe.

Chimie. — Des caractères distinctifs de l'acide oxalique.

Pharmacie. — Comment prépare-t-on les extraits alcooliques? Quel avantage y a-t-il à employer l'alcool comme agent de dissolution pour la préparation des extraits? Comparer la composition des extraits alcooliques à celle des extraits aqueux.

Histoire naturelle. — De la structure de la fécule. Dans quels organes existe-t-elle? Énumérer les principales fécules employées en médecine.

Anatomie. — De la structure de la substance nerveuse.

Physiologie. — Le poumon est-il actif pendant l'inspiration?

Pathologie externe. — Des fractures de la colonne vertébrale.

Pathologie interne. — Du diagnostic différentiel de l'inflammation du gros intestin et de l'inflammation de l'intestin grêle.

Pathologie générale. — Des phénomènes de la fièvre.

Anatomie pathologique. — Des hémorrhagies cérébrales et cérébelleuses sous le rapport du siége, des foyers sanguins, et des changements qui s'y opèrent.

Accouchements. — Des vices de conformation du bassin.

Thérapeutique. — De l'action thérapeutique des gommes-résines fétides.

Médecine opératoire. — Du traitement des plaies de l'estomac et des intestins.

Médecine légale. — Du suicide.

Hygiène. — Des tempéraments considérés dans leur rapport avec la santé.